女性生殖健康丛书

丛书主编◎张□□

孕育常识知多少

YUNYU CHANGSHI ZHI DUOSHAO

主编◎刘文惠　许 成

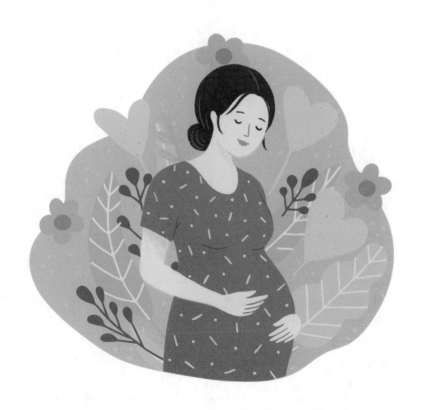

长江出版传媒　湖北科学技术出版社

图书在版编目（CIP）数据

孕育常识知多少 / 刘文惠，许成主编 . —武汉：湖北科学
技术出版社 , 2024.2

（女性生殖健康丛书 / 张元珍主编）

ISBN 978-7-5706-2820-9

Ⅰ . ①孕⋯　Ⅱ . ①刘⋯　②许⋯　Ⅲ . ①妊娠期－妇幼
保健－基本知识　②婴幼儿－哺育－基本知识　Ⅳ . ① R715.3
② TS976.31

中国国家版本馆 CIP 数据核字（2023）第 154883 号

| 策　　划：冯友仁 | 责任校对：王　璐 |
| 责任编辑：张荔菲 | 封面设计：曾雅明 |

出版发行：湖北科学技术出版社
地　　址：武汉市雄楚大街 268 号（湖北出版文化城 B 座 13—14 层）
电　　话：027-87679468　　　　　　　　　　　邮　编：430070

印　　刷：武汉科源印刷设计有限公司　　　　　邮　编：430299

710×1000　　　　1/16　　　　　　9 印张　　　　150 千字
2024 年 2 月第 1 版　　　　　　　　2024 年 2 月第 1 次印刷
定　　价：49.80 元

（本书如有印装问题，可找本社市场部更换）

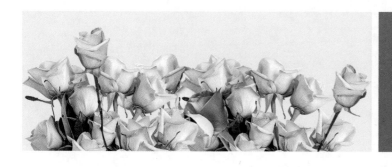

编委会

丛书主编：张元珍

本册主编：刘文惠　许　成

本册编者：文　冉（武汉大学中南医院）

　　　　　巴烈群（武汉大学中南医院）

　　　　　刘　恋（武汉大学中南医院）

　　　　　刘佳慧（武汉大学中南医院）

　　　　　李玥洁（武汉大学中南医院）

　　　　　骆　佩（武汉大学中南医院）

　　　　　余雪琛（武汉大学中南医院）

　　　　　袁　静（武汉大学中南医院）

　　　　　魏　威（武汉大学中南医院）

绘　　画：李玥洁（武汉大学中南医院）

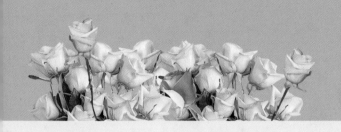

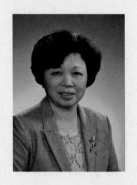

张元珍

武汉大学中南医院妇产科首席专家，二级教授、主任医师、博士生导师。湖北省产前诊断与优生临床医学研究中心主任，武汉市生殖健康和优生临床医学研究中心主任，发育源性疾病湖北省重点实验室副主任。兼任中华医学会妇产科学分会委员，湖北省医学伦理专家委员会主任委员，湖北省女医师协会会长，湖北省医师协会妇产科医师分会副主任委员。《中华产科急救电子杂志》《中国生育健康杂志》《医药导报》编委，《武汉大学学报（医学版）》特邀审稿专家。

主要从事出生缺陷的预防、产前诊断与优生咨询、生殖医学等方面的临床和科学研究。主持科研项目20余项，其中国家自然科学基金4项，科技部"973计划"前期专项课题1项，湖北省科技惠民计划项目1项，湖北省卫生健康委员会创新团队项目1项。获湖北省科技进步奖一等奖2项。发表科技论文200篇，其中SCI收录论文近100篇。2009年获国务院政府特殊津贴。2013年入选湖北省首届医学领军人才培养工程。2015年入选武汉大学"351人才计划"及珞珈杰出学者。

长期致力于生殖健康的研究和科普宣教工作，曾参加湖北电视台《荆楚大医生》节目，进行出生缺陷预防方面的科普宣传；连续多年参加国际劳动妇女节义诊活动，为育龄夫妇提供生育力评估及咨询。

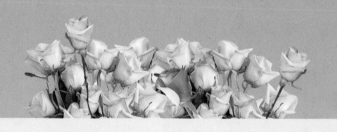

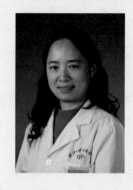

刘文惠

主任医师，医学博士。曾任武汉大学中南医院生殖医学中心实验室负责人。从事妇产科临床、教学、科研工作近30年。现为妇产科教研室副主任，妇产科住培基地教学主任。主持、参与多项科研课题，参编专著5部，发表论文20余篇。研究方向为妇产科教学、生殖内分泌、优生优育。专业特长为不孕不育症诊断治疗、妇科内分泌疾病如多囊卵巢综合征的综合治疗，同时进行各个媒体平台的科普宣教工作。

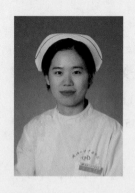

许 成

主管护师，武汉大学中南医院产科护士长，深入产科护理一线工作十余年，具有扎实的围生期护理能力与经验，擅长母乳喂养全周期指导、孕期生育舞蹈的编排及产后瑜伽的教学，同时负责病区孕妇学校的管理工作，对健康科普作品的选题、制作、审稿、推广具有丰富经验，组织发布了大量健康科普文章、视频，并长期致力于孕妇课堂的讲授工作。

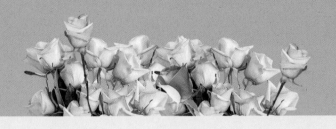

序言

　　随着经济、文化水平的不断提高，人们对健康的关注度越来越高。在信息技术高度发达的当今时代，大家可以通过各种途径获得身体保健、疾病预防及治疗等方面的知识。但是，由于获得知识的渠道不同，以及信息来源的不对称性，常常会产生意见分歧、片面化理解，甚至误解，尤其是关于孕前、孕期、分娩及产后、育儿期出现问题的解决方法和辅助生殖治疗过程中的相关生殖保健知识。这些都关系到两代人的健康及家庭和谐，鉴于此，我们组织了工作在临床一线的资深专家编写了此套丛书，希望能将科学的生殖健康知识用通俗易懂的文字，以图文并茂的方式呈现给读者。这套丛书将有助于大众和医务工作者们系统、全面地理解孕前、孕期、分娩及产后、育儿期常见问题的处理方法，达到科学、合理地孕育下一代的目的，为生殖健康保驾护航，为提高人口的整体素质尽绵薄之力。

　　由于编者知识水平的限制，如有不妥之处，敬请读者朋友们不吝赐教，予以斧正，并逐渐完善。

武汉大学中南医院妇产科首席专家

发育源性疾病湖北省重点实验室副主任

湖北省产前诊断与优生临床医学研究中心主任

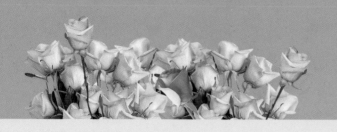

前言

  对女性来说，孕育生命既是一次神圣的过程，也是一场艰苦且漫长的修行。怀孕后，每位女性在欣喜的同时，身体、心理上也会相继出现各种不适。"妈妈"总是女性身份里尤为特别的存在，她们从书本、生活中不断汲取知识、营养，逐渐变得勇敢、智慧、思虑周全。我们编写此书的目的也在于此。我们希望孕妈妈们能够提前了解孕育知识，让她们有信心、有能力去战胜孕育过程中的各种困难，让她们相信：开放的心态、科学的方法是摆脱焦虑和困扰的有效方式。

  祝各位孕妈妈在这段修行的过程中都能找到开启美妙人生的钥匙。

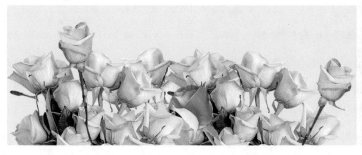
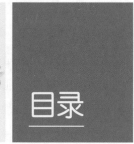

目录

第一章　孕期保健

第二章　产期保健

第三章 新生儿护理

孕期保健

YUNQI BAOJIAN

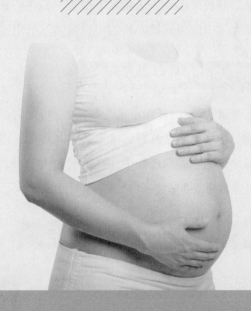

高龄备孕要做哪些检查项目，你了解吗？

知识点

★ 分娩年龄≥35岁即为高龄产妇。

★ 高龄孕妇发生妊娠并发症和合并症、胎儿畸形及流产的风险均增加。

★ 科学的孕前管理能保障高龄孕产妇的安全，改善其妊娠结局。

随着三孩生育政策的实施，多孩家庭将逐渐成为一种新的生育文化，但面对拥有的生育权，不少女性会有各种担心：我已经错过最佳生育年龄了，再怀孕风险会不会很大？怀孕之前我要不要去医院做下检查？检查些什么内容？针对这些疑问，下面就让武汉大学中南医院妇产科的"科普君"给出答复。

一 高龄孕产妇会存在哪些危险？

医学上将分娩年龄≥35岁的妊娠定义为高龄妊娠，此时期的孕产妇称为高龄孕产妇。高龄妇女的受孕率下降，妊娠后流产、胎儿畸形，以及妊娠并发症和合并症的发生风险均增加；死亡的孕产妇中，高龄者也占了很大比例。因此，全面而系统的孕前评估是非常重要的。

二 怀孕前，医生要给我评估哪些项目？

（一）一般情况评估

（1）既往史、生育史、家族史：应了解高龄妇女是否患有慢性疾病，若有，慢性疾病是否稳定，是否处于用药期；了解高龄妇女的既往生育史，既

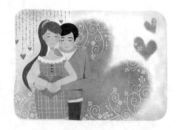

往是否有复发性流产、死胎、死产、新生儿死亡、出生缺陷等。既往有分娩史的高龄妇女，应了解其既往妊娠、分娩及新生儿的情况；若前次为行剖宫产术分娩，应了解其剖宫产术的指征，以及是否有术中、术后并发症等（建议调阅剖宫产术记录）。

（2）体格检查：包括呼吸、心率、血压等生命体征的检查，并计算其孕前身体质量指数（BMI）。

（3）常规妇科检查：以排除妇科疾病，必要时给予治疗。

（二）遗传咨询

既往有遗传病家族史、畸形儿分娩史、夫妇之一有染色体异常的一定要进行孕前遗传咨询，以评估是否可以生育。妊娠后亦可结合产前诊断结果再决定是否继续妊娠等。遗传咨询亦可评估高龄妇女妊娠后有无高危因素及确定适宜的产前检查方法。

（三）健康教育

（1）尽量将孕前 BMI 控制在 18.5～23.9。BMI ≥ 25.0 的妇女孕前应适当减重，减重速度通常不应超过 1.5kg/ 周。

（2）评估基础疾病的情况以判断是否适宜妊娠，掌握用药指征，更换可能有致畸作用的药物。

三　常见的几类高危妊娠妇女孕前应注意什么？

（1）既往患慢性疾病（高血压、糖尿病等）、传染病等的高龄妇女，病情稳定或应用对胚胎及胎儿影响小的药物即可控制病情者可以妊娠。

（2）患心脏病的高龄妇女，要进行心功能分级评估。心功能为Ⅰ～Ⅱ级，无心力衰竭史，无其他并发症者谨慎妊娠；心功能为Ⅲ～Ⅳ级，有心力衰竭史及其他并发症者不宜妊娠。

（3）慢性肾功能不全的高龄妇女，如血压控制正常，24h 尿蛋白定量＜1g 可考虑妊娠，否则不宜妊娠。

（4）高龄妇女处于传染病活动期，或男方有感染但女方不具备免疫力时，建议暂缓妊娠，至专科处理。

（5）有剖宫产术史的高龄妇女，建议常规进行 B 超检查评估子宫切口的情况，了解瘢痕子宫妊娠的相关知识及再次妊娠的风险。

（6）对患子宫肌瘤或卵巢良性肿瘤的高龄妇女，应对肿瘤大小、是否影响受孕及其病程时间等进行综合评估。

验孕这件小事，你真的会吗？

知识点

★ 确认怀孕的方式有很多种，正确掌握验孕方式及验孕时间是关键。

"验孕？这很简单，将试纸放到尿液里就行了。"

有一位来做尿妊娠试验的女士拿到结果后，问医生："医生，你们用的什么品牌的试纸？我是在正规药店买的试纸，但是我觉得自己买的不好。"医生有些好奇是什么品牌的试纸，一番简单交谈后才了解到，原来不是试纸的错，只是因为她将试纸完全浸入尿液里了！

你知道她的检测方式哪里错了吗？你知道什么时间可以验孕，什么时候的尿液检测结果更准确吗？下面跟着科普君来一一了解吧！

 试纸的选择及验孕操作方法

试纸首先必须选择正确，不要使用排卵试纸验孕。虽然都是试纸，但两种试纸所测的激素不同。验孕请务必使用带有"验孕试纸"字样的试纸。

验孕试纸的使用方法因品牌和型号的不同会有所差别，请大家仔细阅读所买的验孕试纸的说明书，对照进行检测。总的来说方法分为两种：一种是将试纸放到尿液中；另一种是将尿液滴在试纸上。

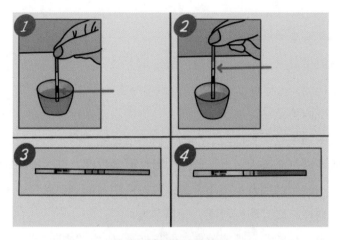

将试纸放到尿液中检测

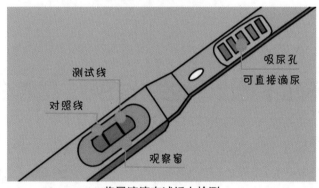

将尿液滴在试纸上检测

二 验孕的时间

（1）对于胚胎移植的女性，在胚胎移植后 14d（若是囊胚移植，则在移植后 12d）进行验孕。很多女性没到时间就忍不住验了起来，这样做是不对的，一是时间没到，验不出怀孕，会增加心理负担，产生紧张、焦虑的情绪；二是由于注射过药物，太早验的话，验到的可能是所使用的药物（也就是说是假的，不是自身怀孕），等过几天药物浓度下降了，又验不出来了，这样结果不准确，还会造成情绪反复波动起伏，对怀孕是无益的。

（2）对于自然受孕的女性，可在规律月经周期过后的 7d 左右自测。

尿液应该取早晨排的第一次尿液。如果不方便，也尽量取在膀胱内停留 4h 以上的尿液进行检测。

尿液在膀胱内停留了足够长的时间，其中的激素浓度会更高，更容易被检测出来，试纸上的结果也会更清晰、准确。但不要憋到自身不适，过犹不及；也不应为了增加尿液而刻意喝大量水，这样会稀释激素浓度，进而影响检测结果。

实在不会用试纸的朋友也不用着急，可按医嘱时间到医院抽血检测。抽血验孕的朋友们，请在早晨到医院检测，无须空腹。

希望所有想怀孕的朋友都能验出"两条杠"，成为"中队长"。

3 不知不觉出现的生化妊娠，是怎么回事？

知识点

★ 一次生化妊娠是大自然优胜劣汰的结果，多次生化妊娠则需要到医院检查原因。

很多孕妈前一天还沉浸在成为拥有"两条杠"的"中队长"的喜悦中，第二天出了点血，到医院一查，被医生告知是生化妊娠。孕妈一脸懵，不抽烟，不酗酒，早睡早起，身体健康，为什么会出现生化妊娠呢？带着这些疑惑，科普君就跟大家来说说生化妊娠的相关问题吧！

一 何为生化妊娠？

一般精子与卵子结合 7d 以后，母体内就开始分泌人绒毛膜促性腺激素（HCG）了，但受精卵还要回到子宫腔内着床，再过 7d 以后，早孕试纸就可以测出"两条杠"。生化妊娠也称早早孕流产，是指精子和卵子结合形成受精卵，母体内已经在分泌 HCG 了，但是受精卵没有回到子宫腔内着床，或者是回到了宫腔，但没有完成着床，提示着床失败，又被称为"亚临床流产"。

二 生化妊娠的原因有哪些?

（1）母体激素水平：母体内的各种激素对排卵、受精、着床各个过程都有一定的影响，但激素水平和生化妊娠的相关机制目前尚不十分清楚。

（2）受精卵本身有缺陷：卵子质量直接影响胚胎的质量。

（3）胚胎染色体异常：胚胎染色体的状态对胚胎质量存在一定的影响。

（4）子宫因素：子宫发育不良、子宫黏膜下肌瘤、子宫内膜息肉、宫腔粘连、子宫内膜结核等都会影响受精卵着床。

（5）其他：有研究表明，生化妊娠与女性的年龄及其既往生化妊娠或流产史有关，免疫因素可能也是导致生化妊娠的发生因素。

三 生化妊娠后多久能再次怀孕?

生化妊娠理论上不影响下次怀孕。有些医生认为，生化妊娠对子宫内膜没有伤害，经过 1 次月经后即可备孕。有些医生则建议，要像自然流产一样，让子宫休息 3 ～ 6 个月，改善导致流产的不利因素，再进行备孕。生化妊娠对大多数想怀孕的朋友来说影响并不大，这是大自然优胜劣汰的结果，但是如果反复生化妊娠就要引起重视，男女双方均需要进行检查，以排查原因。

生化妊娠偶尔一次，不用特殊处理，不影响以后怀孕。我们需要正确地认识它，理性地看待它，调整好心态，以良好的状态迎接新生命的到来。

4 恼人的孕吐该怎么办？

知识点

★ 绝大多数孕妈都会有孕吐反应，大部分妊娠结局都是好的，孕妈无须过于担心。

★ 呕吐不能缓解且逐渐加重，出现频繁呕吐、无法进食，或因电解质紊乱引发酮症者，应考虑住院治疗。

很多孕妈怀孕后就会开始出现孕吐反应，过一段时间后就自行缓解，而有的孕妈却一直孕吐，吐到"怀疑人生"。下面，请跟着科普君来了解缓解"妊娠剧吐"的要点吧。

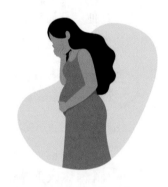

一 何为妊娠剧吐？

妊娠剧吐（HG）是指孕早期（通常在 12 周之前）孕妇出现严重、持续的恶心、呕吐，并引起脱水、酮症甚至酸中毒，需要住院治疗的情况。不及时或不彻底的治疗会导致严重的并发症，甚至危害到母体的生命安全。妊娠剧吐的处理方式取决于症状的严重程度、症状对健康及生存质量的影响、治疗对母体和胎儿的安全风险。

二 容易引发妊娠剧吐的相关因素

（1）可以预防的因素：体质虚弱、营养不良、微量元素缺乏、精神紧张、焦虑忧虑等。

（2）很难预防的因素：恐惧妊娠，有幽门螺杆菌感染及消化性溃疡病史，有原发性甲状腺功能亢进等。

三 吐了还吃吗？是不是不吃就不会吐？

1. 孕吐了怎么吃？

孕吐较严重或食欲不佳的孕妇不必强迫进食，以自我感觉良好为宜，也可根据个人的饮食喜好和口味摄入容易消化的食物，宜少食多餐。此外，进餐的时间、地点可依个人习惯而定，可清晨起床后吃，也可在临睡前进食。

2. 孕吐了吃什么？

孕吐严重影响进食时，为确保脑组织对葡萄糖的需求，预防酮症、酸中毒等对胎儿的危害，建议每天必须摄入至少130g富含碳水化合物且易消化的食物，如米饭、面条、面包、馒头片、饼干等。根据孕妇的口味选择各种糕点（低糖）、薯类、根茎类蔬菜和一些含有较多碳水化合物的水果。

3. 怀孕了就要吃大鱼大肉吗？

孕早期胎儿生长相对缓慢，对能量和各种营养素的需求量无明显增加，建议维持孕前膳食，避免过度摄入导致体重超标或妊娠期高血糖等并发症的发生。

四 如何预防及治疗妊娠剧吐？

通过非药物治疗、药物治疗、住院后的营养治疗，绝大部分孕吐反应在孕12周后会自行缓解。

（1）预防：怀孕前1个月开始补充维生素可有效减少妊娠期恶心、呕吐的发生率和严重程度。

（2）改变生活习惯：避免可能加重症状的气味、温度等的感觉刺激，这些刺激孕妇往往可以自我判别，从而避免；避免早晨长时间空腹，少食多餐，细嚼慢咽，避免胃饱胀；以清淡、高蛋白饮食为主，避免食用辛辣和油腻食物。

（3）多休息，保证充足的睡眠。

（4）加强心理支持，家属应多给予孕妇关怀与呵护。

（5）可尝试中医调理，以减轻恶心、呕吐的程度。

妊娠剧吐大部分结局都是好的，孕妈不需要过于担心。但当呕吐不能缓解且逐渐加重，出现频繁呕吐、无法进食，或因电解质紊乱引发酮症，则应考虑住院治疗。希望所有的孕妈都能安然无恙地度过孕吐这一关！

逃不掉的微波辐射，危害大吗？

怀孕后，孕妈妈们一般都会变得十分谨慎，生怕自己一个不注意就威胁到了胎儿的健康。随着现代科技的发展，手机、电脑、微波炉等的使用越来越普遍，辐射成了孕妈最担心的问题之一。听说强辐射可能会导致胎儿畸形，这让每个孕妈都忧虑担心。今天科普君就跟大家讲讲常见微波辐射的相关知识。

警惕辐射危害

 什么是微波辐射？

微波辐射通常是指频率在 300 MHz ～ 300 GHz、波长在 1m 以下的电磁辐射。任何物体在向外辐射红外线的同时，也辐射微波。手机、电脑、微波炉等向外辐射的也属于微波。

生活中常见的微波辐射有哪些影响?

1. 手机辐射

（1）对女性而言，其在妊娠期间对外界的刺激十分敏感，特别是孕早期过多接触辐射易发生早期自然流产，手机相关的电磁辐射长时间作用于体内早期妊娠物有引起先天畸形、胎儿宫内发育迟缓等风险。

（2）对男性而言，长时间的手机辐射可能会影响其精液的质量和性激素水平。睾丸对各种不良刺激高度敏感。

2. 电脑辐射

（1）电脑辐射对人体伤害最大的部位是眼睛。电脑屏幕发出的光含有大量不规则频率的高能短波蓝光，易导致视网膜色素上皮细胞衰亡，从而引起视力损伤。

（2）导致皮肤代谢不规律，出现黄斑或者过敏，皮肤衰老加快。

（3）降低孕妇、儿童、老年体弱者的免疫力，对胚胎和胎儿的损害则更大。

（4）诱发癌变。人体内本身存在的癌细胞在电脑辐射后有被激活的风险。

三 到处都是微波辐射，是不是就不能使用电子产品了?

答案是否定的，虽说电子产品确实有一定的微波辐射，但是只要人们保持良好的生活习惯，一般来说这种微波辐射对人体的影响很小。但对于孕妇而言，依然不建议长时间使用手机或坐在电脑前，睡觉的时候尽量使手机与人体保持一定的距离。

在我们的日常生活中，如果工作不是与辐射相关的特殊职业，几乎不会遇到对人体有直接损害的辐射。如果孕妈很担心的话，可以与无线电设备保持适当的距离，以减轻焦虑。

6 怀孕了应该怎么吃？

知识点

★ 孕期常规补充叶酸，推荐吃含铁丰富的食物，日常食用碘盐。

★ 孕吐严重者，可少量多餐，无须强迫进食，尽量保证摄入必需的碳水化合物。

★ 孕中、晚期适量增加鱼、奶、禽、蛋、瘦肉的摄入。

★ 适时监测体重，适量增重。

在小区的一角，孕妈 1 号："我从怀孕就开始吐，听别人说不吃不吐，后来我就干脆不吃了！"孕妈 2 号："你这样肯定不对，要吃了吐，吐了再吃，我自从怀孕了，家里是鸡鸭鱼肉轮流吃，什么有营养吃什么，就希望到时候能生一个健康的大胖小子！"孕妈 3 号："不对不对，你这样会吃成个大胖子，我怀孕后是坚决不吃主食，严格控制饮食，不吃大荤，这样我和宝宝都能保持完美身材！"孕妈 4 号："不对不对，你这样会营养不良，我从怀孕开始就是叶酸、钙、铁、碘、维生素样样补，保证各种营养充足！"相信这是很多孕妈的经典对话。孰是孰非，下面科普君就给大家讲解一下孕期到底怎么吃，既能让孕妈魅力不减，又能让宝宝的健康达标。

一 叶酸、钙、铁、碘、维生素应该如何补充？

1. 叶酸

（1）叶酸对预防神经管畸形、促进血红蛋白合成、细胞成熟极其重要。

（2）整个孕期推荐口服叶酸补充剂 400μg/d，除药剂补充外，还应摄入富含叶酸的食物，如绿叶蔬菜、动物肝脏、豆类、蛋类、水果及坚果类等。

2. 钙

（1）钙是胎儿生长发育必需的营养物质，孕妇缺钙可能增加妊娠期高血压的风险。

（2）孕妇常规在妊娠 4 个月以后开始补充钙。奶类是钙的良好来源，建议每天补充 600mg。

3. 铁

（1）铁是孕期血红蛋白合成和胎儿铁储备的需要物，可有效预防早产、流产。

（2）整个孕期应常吃含铁丰富的食物，如动物血、肝脏及红肉，铁缺乏严重者可在医师指导下适量补充铁剂。

（3）孕中、晚期应每天摄入 20～50g 红肉，推荐每周吃 1～2 次动物内脏、动物血等。

4. 碘

（1）碘是合成甲状腺素的必需品，是调节新陈代谢和促进蛋白质合成的必需微量元素。

（2）孕妇除坚持选用碘盐外，还应常吃含碘丰富的海产食物，如海带、紫菜、裙带菜、贝类、海鱼等，保证每天摄入碘 230μg。

5. 维生素

（1）维生素是调节身体代谢及维持多种生理功能所必需的，也是胎儿生长发育所必需的营养成分，尤其是在胚胎发育早期，供给不足或过量都可能增加胎儿畸形的风险。

（2）妊娠中、晚期胎儿生长迅速，需要的维生素量也相应增加。因此整个孕期都需要补充维生素。

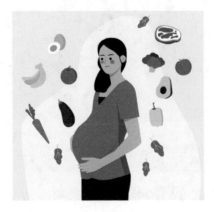

二 怀孕后真的需要鸡鸭鱼肉轮流吃吗?

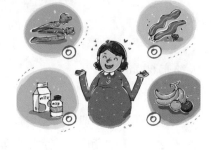

（1）孕中期（13～27^{+6}周）建议每天摄入牛奶300～500g，鱼、禽、蛋、瘦肉的量为150～200g/d。

（2）孕晚期（28～40周）建议再增加鱼、禽、蛋、瘦肉的摄入量。

（3）孕中、晚期建议每周食用2～3次深海鱼类。

孕中期及孕晚期孕妇每天食物建议摄入量见表1。

表1 孕中期及孕晚期孕妇每天食物建议摄入量

食物种类	建议量（g/d）	
	孕中期	孕晚期
谷、薯	200～300	200～300
蔬菜	300～500	300～500
水果	200～400	200～400
鱼、禽、蛋、瘦肉（含动物内脏）	150～200	200～250
牛奶	300～500	300～500
大豆	15	15
坚果	10	10
烹调油	25	25
食盐	6	6

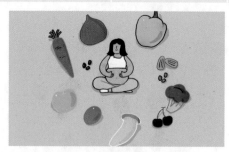

三 怀孕后不宜食用的食物有哪些?

为了孕妇和宝宝健康，以下食物在孕期最好不吃或少吃。

（1）罐头、腊肉、香肠、咸鱼等各种腌制品。

（2）过度辛辣的食品。

（3）浓茶。

（4）咖啡和可乐型饮料。

（5）高糖饮料。

（6）灌装浓汤。

（7）巧克力。

怀孕后应该如何管理体重？

知识点

★ 正常情况下，妊娠足月时孕妈的体重增长平均值为 12.5kg。

★ 使用科学的体重监测方法，可以将孕期的体重增长量控制在适宜范围。

★ 孕期体重增长过多或过慢均有危害。

很多孕妈心里都有疑问："究竟我的体重应该控制在什么范围内？体重增长过多或者过少对宝宝有什么影响？"针对这些疑问，下面科普君就给大家讲解一下孕期体重管理的内容吧。

一 孕期体重增长的标准是什么？

（1）整个孕期孕妇应该根据自己的 BMI 值来判断体重增长的幅度。正常情况下，妊娠足月时孕妈的体重增长平均值为 12.5kg，包括胎儿、胎盘、羊水、子宫、乳房、血液、组织间液及脂肪沉积等的重量。

（2）孕期体重可参考孕期适宜体重增长值及增长速率范围表（表2）进行

控制。

表2　孕期适宜体重增长值及增长速率范围表

孕前 BMI 范围	体重增长范围（kg）	孕中、晚期体重增长速率平均值及范围（kg/ 周）
BMI < 18.5（低体重）	12.5～18.0	0.51（0.44～0.58）
18.5 ≤ BMI < 25.0（正常体重）	11.5～16.0	0.42（0.35～0.50）
25.0 ≤ BMI < 30.0（超重）	7.0～11.5	0.28（0.23～0.33）
BMI ≥ 30.0（肥胖）	5.0～9.0	0.22（0.17～0.27）

注：双胞胎孕妇孕期总增重推荐值如下。孕前体重正常者为 16.7～24.3kg，孕前超重者为 13.9～22.5kg，孕期肥胖者为 11.3～18.9kg。

二　孕期减少运动量真的好吗？

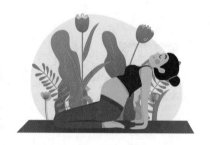

适当运动是保持孕期体重健康增长的重要措施之一，也有利于保持愉悦的心情。

建议健康孕妇每天进行不少于 30min 的中等强度运动。常见的中等强度运动有快走、游泳、瑜伽、跳舞等。建议结合自身情况和孕前运动习惯，量力而行，循序渐进。

三　孕期多久测一次体重？

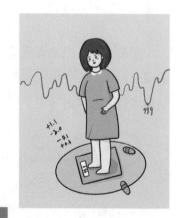

（1）应从孕前开始对体重进行监测和管理。

（2）孕早期体重变化不大，可每月测量 1 次，孕中、晚期应每周测量体重，并根据体重增长速率调整能量摄入水平。

（3）定期校验体重秤，建议每天清晨排空大小便，仅着单衣，以确保监测数据的准确性和可比性。

四　孕期体重增长过多有什么危害？

（1）对胎儿的影响：巨大儿，难产、早产、分娩损伤的可能性增加；长大以后患高血压、糖尿病和心脏病的概率比正常体重的胎儿要高。

（2）对孕妇的影响：易引发各种并发症（妊娠期高血糖、妊娠期高血压疾病）、早产、难产、剖宫产、影响产后体型恢复、母乳喂养失败概率增加。

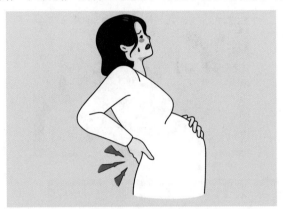

五 孕期体重增长过慢有什么危害？

（1）对胎儿的影响：易导致胎儿在宫内发育迟缓、营养摄入不足；出生后为低体重儿的可能性大，认知发育迟缓，抵抗力较差。

（2）对孕妇的影响：易导致母体营养不足、贫血，引起早产，还会导致母乳分泌不足。

8 如何保证孕期的睡眠质量？

知识点

★ 孕期保持良好的睡眠习惯很重要。

怀孕对于大多数女性来说是一件既高兴又艰难的事情，不仅要面对孕期生理变化，还需要面对各种心理上的压力，这些都有可能是导致孕妈睡眠质量差的因素。对于孕妈来说，良好的睡眠是十分重要的，很多孕妈也意识到了这一点。但随着孕程的进展，睡眠问题可能越来越严重，怎么才能保证孕期的睡眠质量呢？下面，科普君就给大家讲解一下孕期睡眠的有关内容吧。

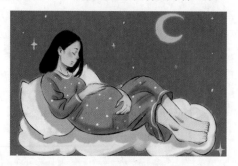

 如何养成良好、规律的睡眠习惯？

不管是节假日还是工作日，养成定时上床睡觉习惯，在床上只休息，保证卧室安静和整洁，营造一个良好睡眠的环境。

 睡前怎么做更有助于睡眠？

（1）在床上准备几个舒适的普通枕头或者 U 形枕头，将一个枕头垫在身体下方感觉舒适的位置或在两腿之间夹一个枕头，都可以缓解背部和双腿的压力。以自我舒适感为主。

（2）睡前适当减少饮水量。子宫增大压迫膀胱会增加排尿次数，夜间频繁上厕所自然会影响睡眠质量。白天须充分饮水，避免便秘。

（3）在躺下之前的 1h 内要避免进食。晚餐以清淡饮食为主，避免胃部灼热导致夜不能寐。适当垫高上身可减轻胃酸反流造成的不适。

三 何种睡姿更有助于睡眠？

孕晚期一般不要选择平卧位，否则子宫会对背部的神经和下腔静脉造成压迫，导致下肢血液回流减少，影响血液循环。最好采用侧卧位，这也有益于给胎儿提供血液和养分，同时也保证了孕妇心脏、子宫和肾脏的供血。

不管选择哪种睡姿，最重要的就是保证孕妈的舒适，以自我感受为主，不必刻意地去左侧卧位或者右侧卧位。

9 怀孕后，为什么难以控制自己的情绪？

知识点

★ 怀孕不仅让孕妇的身体发生变化，也会影响孕妇的心理。孕期心理健康是不容忽视的保健，需要家庭及孕妇本人共同维护。

★ 虽然孕妇的心情会因受到孕妇年龄、孕龄、妊娠反应、职业等方面的影响而有所不同，但是在同一妊娠阶段会呈现一些共性。

★ 孕妇的心理健康需要得到家庭及社会的共同支持。

"为什么别人怀孕不吐，而我一直吐，好难受！"

"吃也吃不好，睡也睡不好，烦死了！"

"这是我第一个孩子，好担心它会有什么问题啊！"

"听说生孩子好疼，我好害怕！"

"我只想睡觉，什么都不想做！"

很多时候、很多场所都会听到孕妇各种各样的抱怨，宝爸们除了听着、安慰着就没有更好的办法了。下面，科普君就给大家讲讲孕产期各个阶段孕妈的心理变化，方便大家针对性地疏导孕妈，让其在整个孕产期能平安、快乐地度过。

 怀孕后会有哪些变化？

1. 孕早期

（1）诊断妊娠以后，孕妈一般都会激动和忧虑。有些孕妈变得娇宠霸道，无意识地以自我为中心，也有孕妈会因深感责任重大而紧张忧虑。

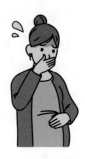

（2）停经 6 周左右，会出现早孕反应（乏力、头晕、嗜睡、恶心、呕吐等），一般在孕 12 周后自行消失，早孕反应常有焦虑不安、懊悔、埋怨等情绪。

（3）孕早期往往伴有疲劳、乳房变软、恶心、尿频、便秘等，部分孕妈还有食欲下降、偏食、情绪不稳、感情需求增加、性欲下降等情况。

2. 孕中期

（1）孕妈自我心理防御功能普遍较好，心态随和，对妊娠有所适应，食欲慢慢恢复。

（2）孕 16 周开始能感到胎动，使孕妈真实感受到孩子的存在，有所憧憬。孕妈的依赖感会增加，也有人会苦恼体形的变化，性欲强弱有较大个体差异。

3. 孕晚期

（1）越临近分娩，孕妇越易情绪不稳、精神压抑，因恐惧分娩的疼痛、担心孩子健康等而影响睡眠，此时孕妇很敏感，需要家人和医护人员的关怀。

（2）孕 28 周后，腹部增长较快，胎动更明显，宫底稍向前、向上压迫膈肌，引起呼吸增快、弯腰困难，激素导致骨盆韧带松软，孕妈感到腰酸、髋部轻度痛感，间歇性子宫收缩更加频繁，促使宫颈管软化、缩短，为正常分娩做好准备，这些都属于正常生理现象。

4. 分娩期

对分娩过程的过度担心会造成内心的恐惧，从而加重对疼痛的感受。孕妈可以通过医护人员的分娩教育、关怀，紧密观察产程，与家人多沟通，使自己从极度疼痛和紧张的情绪中解放出来。

5. 产褥期（分娩后 6～8 周）

由于角色的转换、养育的辛苦等问题，产褥期常出现以下心理问题。

（1）产后心绪不良：一种短暂性的适应不良状态，常在产后 10d 内发生，持续时间一般不超 10d。主要症状为情绪不稳，易哭泣、激动、焦虑，注意力不集中，失眠和食欲不振。产后心绪不良通常无须特殊干预，但心理治疗是有益的。仅有极少数人可发展为产后抑郁。

孕育常识知多少

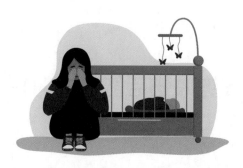

（2）产后抑郁：介于产后抑郁性精神病和产后忧郁之间的一种精神疾患，是指产后 3 周或以后发生的抑郁，病程较产后忧郁长。产后抑郁与一般抑郁症状相同，但多因宝宝或丈夫而表现出心情压抑，常无缘无故哭泣，对以前很感兴趣的活动难以提起兴趣，有不同程度的疲乏感，通过休息或睡眠难以恢复精力和体力；体验不到照看宝宝的快乐，表现出强迫性担心或恐惧，失去育儿自信，有时害怕接近宝宝，甚至可有自杀和伤害宝宝的倾向。

二 如何减轻孕妈的心理负担？

（1）家庭与社会支持是帮助孕妈缓解焦虑、减轻心理负担的重要措施。家庭成员可以多了解孕期心理特征，从理论及情感上理解孕妇，并针对性地开导和关心孕妇，建立温暖、和谐的家庭环境。孕妇所在单位也应该对孕妇给予工作及生活上的关怀和善待，营造良好的企事业文化氛围。医护人员对孕妈应使用友善、亲切、温和的语言，安慰和鼓励孕妈，对她们表示出更多的关心。

（2）对于孕妇而言，心理压力除了来自身体的不适，部分也来自对于孕期理论知识的缺乏，以及对未知事务的恐惧。因此，孕妈应该多学习一些围生期保健知识，掌握孕期监护知识和正确的胎教知识，学习简单的心理调节方法，借助美好的事物消除人为的焦虑和担心，以减轻心理负担。

孕期被狗咬伤后能否注射狂犬疫苗?

 知识点

★ 被狗咬伤后需及时就医，遵医嘱注射狂犬疫苗。

"今天出门不小心被邻居家的小狗咬伤了。如果是平常，我肯定立马就去疾控中心注射狂犬疫苗了。但是我现在怀孕了，是不是不能注射疫苗了呀？生出来的宝宝会不会畸形？怎么办呀？"

这些疑问，就让科普君来向孕期的准妈妈解答吧！

一 什么是狂犬病？

狂犬病又名恐水病，乃狂犬病毒所致的急性传染病，人多因被病兽咬伤而感染。临床表现为特有的恐水、怕风、喉痉挛、进行性瘫痪等。我国的狂犬病主要由犬传播，家犬可以成为无症状携带者，所以表面"健康"的犬可能携带狂犬病毒，对人的健康危害很

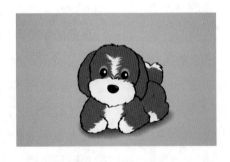

大。对于狂犬病尚缺乏有效的治疗手段，人患狂犬病后的病死率几近 100%，患者一般于发病后 3 ～ 6d 死于呼吸或循环衰竭，故应加强预防措施。

二 孕妇注射狂犬疫苗对胎儿有害吗？

的确有报道称，孕妇注射某些疫苗会对胎儿发育产生影响。但是，那些疫苗指的是病毒性或减毒性的活疫苗。狂犬疫苗属于灭活疫苗，并经过了严格的安全

监测。所以，注射狂犬疫苗不会对胎儿的发育产生副作用，疫苗本身的成分也不会影响胎儿的生长发育。

 孕妇被狗咬伤后要如何处置？

1. 冲洗伤口

被狗咬伤后，立即用流动的清水冲洗伤口，尽量把血挤出，把病毒冲走。有条件的话，最好用 20% 的肥皂水连续冲洗伤口半小时左右，接着用碘附消毒，再用酒精洗掉碘附，如此反复 3～5 次。

2. 注射疫苗

马上到当地最近的防疫部门注射狂犬疫苗，绝不能拖。潜伏期短的可能 10d 左右就会发作，潜伏期长的可能有好几年。

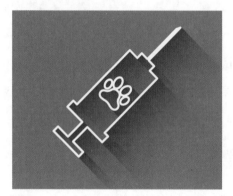

3. 注射抗病毒血清

如果被咬得十分严重，在注射疫苗的同时，还要注射抗病毒血清。抗病毒血清需要在医生的指导下先试针。

四 孕妇要如何预防被狗咬？

（1）遇到正在发怒或受到惊吓的狗，要马上远离。

（2）当狗靠近时，请保持镇静，不要移动。

（3）在狗进食或拴着的时候，请不要打扰它。

狗虽然是人类的好朋友，但各位孕妈平时也一定要多加防范，以免自己被狗咬伤，受到伤害。

怀孕后乳房有哪些变化？

怀孕后，孕妈身体会发生很多变化，其中乳房的变化也不小。不少孕妈会因为乳房变大、乳头变黑等情况而烦恼。下面，科普君就给大家讲解一下孕期乳房变化的知识，让孕妈更深层次地了解乳房变化，减少烦恼。

一 乳房变大

怀孕期间，在孕酮、HCG 等激素的作用下，乳房的脂肪组织增多，供血增加，促进乳导管和乳腺的增加和生长。怀孕后，女性的胸部通常会提升一两个罩杯，及时更换内衣即可。但突然出现无法解释的变化及逐渐加重的变化，就要引起重视，需要及时到乳腺相关科室进行检查。

二 乳头、乳晕的变化

1. 变黑

孕期，在激素的作用下，乳头和乳晕会变黑或者呈棕色，颜色改变是黑色素沉积的缘故，分娩后颜色会逐渐变淡。

2. 痒

（1）乳头痒的主要原因是乳头增大导致皮肤牵拉，乳房及乳头血流增加。

（2）缓解乳头痒的方法有选择柔和的内衣、在乳头和乳房上涂抹天然植物油等。

3. 疼痛、敏感

在激素的作用下，乳头、乳晕变大后牵拉皮肤，会导致乳头敏感，一碰就疼。如果觉得穿着内衣不舒适，可暂时不穿，等乳房疼痛感缓解后再选择合适的内衣。

4. 生出赘生物

在妊娠中后期，部分孕妈乳头上会长出小结节，即乳晕腺。乳晕腺能分泌油脂润泽乳头，避免乳头皲裂，因此不用特殊处理。

三 妊娠纹

产生妊娠纹的直接原因是皮肤被过度拉扯。当乳房快速变大时，肾上腺会生成更多的糖皮质激素，促使皮肤内的胶原蛋白和弹性纤维拉伸甚至撕裂。

四 孕晚期乳汁分泌

到了孕晚期，高浓度的血清孕酮抑制了乳汁的大量生成。在孕晚期，有些孕妈会有"漏奶"的现象，也就是我们说的分泌乳汁，这是正常现象，不必过于担心。孕晚期不要经常挤压乳头，及时将乳汁清理干净，使乳头保持干燥即可。

孕期因为激素水平的变化，孕妈乳房会有很多变化，孕妈也会有很多不适，其实这些变化都是在为产后哺乳做准备，孕妈不需要太担忧，及时更换合适的内衣，保持好心情是关键！

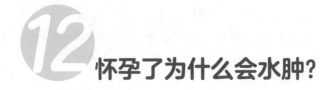

怀孕了为什么会水肿？

宝妈："哎呀，我水肿了，衣服和鞋都穿不进去了！"宝爸："你这是怀孕的正常生理现象，等你生完就会恢复如初了。"相信这是很多宝妈宝爸的对话，但是孕期水肿就一定是生理现象吗？生完就一定可以恢复如初吗？这要打一个大大的问号。别担心，下面由科普君来给大家说道说道。

一 如何区分生理性水肿和病理性水肿？

（1）生理性水肿：通常，孕妇在早晨起床时并不会有明显症状，但在经过白天的久站和活动减少后，大约在晚上睡觉前，水肿症状就会比较明显。不过，生理性水肿一般不会对胎儿造成不良影响，这种水肿产后会自愈，所以不需要太担心。

（2）病理性水肿：病理性水肿多是由某些疾病如妊娠期高血压、肾脏或心脏疾病等引起的。孕期出现这些疾病，不仅会影响母体的健康，还会对胎儿的健康发育造成一定的阻碍，如胎儿发育滞后、早产等。病理性水肿除出现在下肢外，还可能出现在双手、脸、腹部等地方。用手轻按皮肤时，皮肤下陷、没有弹性，严重的还会有大腿外侧发麻、指尖刺痛或感觉丧失的症状。很多孕妇还会感觉头晕耳鸣、四肢无力等。这一类型的水肿通过休息和运动并不会减缓，反而可能加重，孕妇要格外注意，及时治疗才是关键。

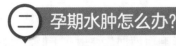

二 孕期水肿怎么办？

1. 生理性水肿的处理方式

（1）可以适当做些孕妇保健操及瑜伽，适当散步。坐着时适当伸展腿部，动动脚趾，旋转脚踝关节，伸展小腿肌肉。旋转运动可改善脚踝的血液循环，方法：取坐位，抬起一条腿，向右侧旋转脚踝 10 次，然后向左旋转 10 次；换腿，向左、向右各重复 10 次。

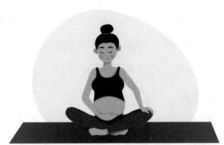

（2）白天休息平躺时可以抬高双脚，坐着时可以在脚下放一张矮凳垫脚；睡觉时建议采取左侧卧位，可改善胎盘血液供应。从事久站、久坐工作的人，水肿情形会比较严重。最好每工作 1h，休息 10～15min，活动一下双腿。

（3）托腹带：使用托腹带可以减轻下肢压力，从而减轻脚肿。

（4）抬高双腿：孕妇睡觉前抬高双腿 15～20min，不仅能缓解孕期水肿，还可以预防下肢静脉曲张。着宽松的衣物及透气性良好的弹力袜。

（5）食用低盐餐：少油少糖，切忌吃太咸，一定要控制每天食盐的摄入量，摄入过多的食盐会让水肿情况更严重，每天摄入食盐的量控制在 6g 以下。

2. 病理性水肿的处理方式

水肿严重（至大腿以上部分）时，体重增加较快，休息及抬高下肢无法缓解，并伴有其他不适时，考虑病理性水肿，请立即到医院就医。

三 哪些妊娠并发症容易引起病理性水肿？

（1）妊娠高血压综合征：本病多发生于妊娠 20 周以后，病因多样，临床表现为血压升高、蛋白尿增多、水肿，严重时出现抽搐、昏迷，甚至母胎死亡。

（2）急性羊水过多：多发生在妊娠 20～24 周，由于羊水快速增多，数日内子宫急剧增大，似妊娠足月或双胎妊娠。短时间内由于子宫极度增大，横膈上抬，孕妇不能平卧，出现呼吸困难，甚至发绀；腹部张力过大，感到疼痛，食量减少，发生便秘。胀大的子宫压迫下腔静脉，影响血液回流，引起下肢及外阴部水肿及静脉曲张，孕妇行走不便，仅能端坐。

（3）围生期心肌病：发生于妊娠期最后3个月至产后6个月的扩张型心肌病，与原发性扩张型心肌病的不同点是本病与妊娠分娩有密切关系。确切的病因还不十分清楚，可能与病毒感染、营养不良、冠状血管病变、激素及遗传免疫等因素有关。临床表现不尽相同，主要表现为呼吸困难、咯血、胸痛、肝大、水肿等心力衰竭的症状。本病患者一部分可因心力衰竭、肺梗死或心律失常而死亡。一部分患者经临床治疗得以恢复，再次妊娠可能复发。

（4）一般有肾病、肝硬化、心脏病病史的孕妇，也易因妊娠加重病情，出现水肿及相应器官功能障碍表现。

了解了以上信息，相信各位孕妈对于水肿这件事有了更加清晰的认识了。记住，生理性水肿的特点是程度低、可缓解，如果是病理性水肿，需要及时就医哦！

13 孕早期阴道出血，我该怎么办？

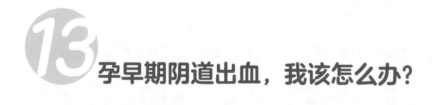

知识点

★ 早期阴道出血要重视，根据出血原因进行针对性治疗。

★ 出血时间不同，处理方式不同。

★ 出血的颜色、性状、量都是判断的重要指标。

"最近阴道经常有出血的现象，这是什么原因呢？是不是要流产了？我是保胎呢，还是放弃呢？"各位孕妈不要着急，先让科普君讲解一下妊娠早期的阴道出血，了解了基本知识后，再结合自身情况及医生建议做出初步判断哦！

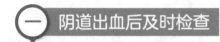

一　阴道出血后及时检查

正常情况下，妊娠后子宫腔接纳胚胎，子宫内膜发生相应的变化，月经停止来潮，因而没有月经，不出现阴道出血。

妊娠早期阴道出血一定要在医生的指导下进行检查，以排除宫外孕等异常妊娠。

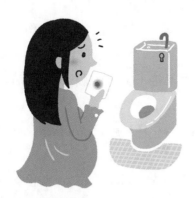

二　了解阴道出血的情况

1. 出血的时间

（1）如果是在停经后月经该来的那几天有少量阴道出血（称为胚胎着床期出血），孕妈不用太担心，因为子宫内膜在胚胎侵入处会出现破口，有少量出血是正常现象，破口一般很快会愈合，无须特别处理。

（2）之后出现的阴道出血，孕妈就要多多注意了，大多和流产相关，少数与宫颈因素（如宫颈息肉、宫颈癌）有关。一定要及时就医，一般发现宫颈息肉者按先兆流产处理，妊娠满 3 个月后视情况决定是否手术治疗。

2. 血液的颜色

如果血液呈咖啡色，孕妈不用过于担心，这表示出血已经停止（血液在阴道内氧化成咖啡色或者褐色），只要多加休息并且避免运动就可以好转；若血液呈鲜红色并且是持续出血就要高度重视，建议就医寻求专业指导。

3. 出血的量和持续时间

（1）少量阴道出血（量少于月经），持续时间短于 7d，多为先兆流产。

（2）超过月经量，伴有明显腹痛，考虑难免流产或不全流产，需要紧急到医院进行处理。

（3）少量阴道出血，持续时间超过 7d，需要警惕胚胎是否出现胎停育或稽留流产，超声检查可以确定诊断。

三 为什么会出现先兆流产？

（1）胚胎原因：胚胎染色体异常。

（2）子宫原因：子宫肌瘤、宫腔粘连、宫颈损伤、宫颈功能不全等，子宫发育异常。

（3）内分泌原因：黄体功能不全，其他内分泌疾病如甲状腺功能减退、糖尿病血糖控制不佳。

（4）其他或外界因素：性生活过频，过度紧张、焦虑、恐惧、悲伤，不良生活习惯如吸烟、酗酒等。

（5）环境中的某些物理因素（如辐射）或某些化学因素（如重金属和挥发性有机物等有毒物质）都可能导致流产。

四 孕妇应该如何应对先兆流产？

（1）针对不同的病因采取相应的治疗方法：如卧床，口服维生素 E，补充叶酸、黄体酮，必要时补充甲状腺激素。

（2）在保胎过程中，如果出现胎停育或者难免流产甚至不全流产，强行保胎没有意义，建议听从医生的专业意见。

五 为了健康度过孕期，孕妇应该注意些什么？

妊娠前 3 个月尤其是 8 周以内，由于胎盘尚未牢固形成，胚胎相对脆弱，对各种外界因素比较敏感，容易造成流产，因此，这段时间尽量避免重体力活，禁止性生活。同时，准爸爸需要在心理上安慰和鼓励有流产征象的孕妈，和她一起听轻音乐、阅读书籍，让她情绪稳定，保证充足的睡眠和足够的营养，配合医生的治疗，增强度过危险期的信心。

我的肚皮"花"了，怎么办？

知识点

★ 70% ～ 90% 的孕妇会产生妊娠纹。

★ 科学护理可降低妊娠纹出现的概率。

随着胎儿越长越大，很多孕妈却又忧郁了起来，看着肚皮变"花"了，感觉好难看！而且有时还痒痒的，不知道怎么办。

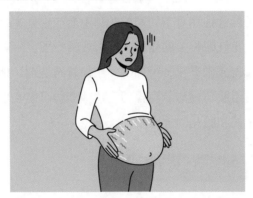

其实，这是正常妊娠纹。下面让科普君讲解一下妊娠纹的由来吧，不要担心哦！

一 妊娠纹是如何形成的？

妊娠纹的形成主要是受妊娠期荷尔蒙的影响。腹部膨隆，皮肤的弹力纤维与胶原纤维因受到不断增长的张力牵拉而出现不同程度的损伤或断裂，皮肤变薄、变细，腹壁皮肤出现宽窄不同、长短不一的粉红色或紫红色的波浪状花纹。分娩后，这些花纹会逐渐消失，留下白色或银白色的有光泽的瘢痕线纹，即妊娠纹。

二 什么时候开始长妊娠纹呢？

多在孕 5 个月后开始。个人体质是影响妊娠纹的一个因素，不同的人妊娠纹的生长、密集程度、出现时间是不一样的，有些孕妇可能不会出现妊娠纹。

三 哪些地方容易长妊娠纹呢？

妊娠纹主要出现在腹壁上，也会出现在大腿内外侧、臀部、胸部、肩膀与手臂等处。初产妇最易长妊娠纹。

四 妊娠纹处痒怎么办？

如果妊娠纹处出现红色凸起小块且非常痒，那很可能是妊娠瘙痒性荨麻疹性丘疹及斑块病。这种疹子通常在孕妇体重增长最快时出现。

通常妊娠纹处痒的症状 1 周左右就会好转，不过，疹子可能要等到宝宝出生后才能彻底消失。虽然这种痒对孕妇和胎儿都不会产生危害，但是需要去看医生，因为如果是其他一些与妊娠相关的瘙痒，就需要治疗了。

如果妊娠纹处痒得非常严重，可局部使用炉甘石洗剂、地塞米松洗剂或类固醇软膏，也可服用抗组胺药物如苯海拉明。这些药物可能会使人犯困，但是请放心，它们不会影响孕妇和胎儿的健康。

五 如何避免出现妊娠纹呢？

预防妊娠纹要从孕期开始。虽有 70%～90% 的孕妇会产生妊娠纹，但如果加强产前保养，则可以大大减少妊娠纹产生的概率。

（1）均衡饮食：怀孕期间应补充丰富的维生素及矿物质，由于胶原纤维本身是由蛋白质构成的，所以多吃富含蛋白质、维生素的食物可增加皮肤的弹性。尽量避免食用过油、过甜、过咸的食物。

（2）控制体重增长：怀孕时体重增长的幅度每个月不宜超过 2kg，整个怀孕过程中体重的增长应控制在 11～14kg。

（3）使用托腹带：托腹带可以帮助承担腹部的重力负担，减缓皮肤的过度延展和拉扯。

（4）适当运动：怀孕前做一些瑜伽等运动，怀孕后也要做适度运动，这是增强皮肤弹性、预防妊娠纹的好办法。

（5）重视皮肤护理：淋浴时水温不宜过高，可以用微凉于体温的水冲洗，并轻轻按摩腹部、臀部、腿部皮肤，从而增强皮肤弹性。

（6）使用专业的去妊娠纹产品：这是最有效的预防和消减妊娠纹的方法，有条件的孕妇可以购买适合自己的去妊娠纹产品。涂抹的步骤如下。

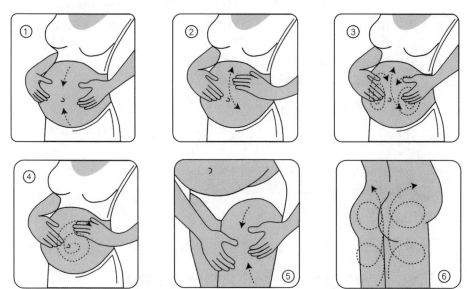

孕期阴道炎犯了，怎么办？

为了迎接健康的小宝宝的到来，孕妈每天都很注意休息和清洁，但是有时还是会感觉外阴痒且白带不正常。这是孕妈在孕期经常会碰到的情况，孕妈不知道能不能用药？能用哪种药？会不会对宝宝不好？针对大家的疑问，下面科普君就给大家讲解一下孕期阴道炎的知识，让孕妈能安心待产。

一 何为孕期阴道炎？

孕期由于激素水平的变化，阴道内的环境也会产生相应的变化，如果这些改变破坏了阴道菌群的生态平衡，则容易导致阴道发生炎症，即孕期阴道炎。

二 孕期阴道炎的危害有哪些？

孕期阴道发生炎症，如果细菌沿宫颈上行，则容易并发妇科宫颈炎、盆腔炎等，可能引起不良围生期结局，如绒毛膜羊膜炎、胎膜早破、早产及产褥感染等。

三 孕期阴道炎有哪些症状？

虽然导致孕期阴道炎的病原体各异，但症状多相似，常见的症状有阴道分泌物增多且有臭味，外阴瘙痒、红肿、有烧灼感等。

四 如何检查阴道炎及分辨各类阴道炎？

白带检查是最常用的诊断阴道炎的方法。医生提取阴道分泌物制作涂片，在显微镜下观察，按阴道杆菌、白细胞及杂菌的多少来判定阴道的清洁度。

正常白带呈白色或无色，絮状，无腥臭味。现将出现各类阴道炎时白带的表现列举如下，供参考判别。

（1）滴虫性阴道炎：白带呈黄绿色，脓性，常呈泡沫状。

（2）霉菌性阴道炎：白带呈白色，豆腐渣样。

（3）淋菌性外阴阴道炎：白带呈黄绿色，脓性。

（4）非特异性阴道炎：白带呈灰色，均质，偶呈泡沫状。

五 如何预防孕期阴道炎？

（1）孕前进行优生咨询，以免孕后发现疾病再治疗，用药受到限制。

（2）禁食辛辣、刺激性食物，均衡饮食，适当运动，保持心情愉悦，增强身体免疫力。

（3）注意外阴卫生，勤换洗内裤，选择透气性好的全棉内裤，内裤清洗后放在太阳下晾晒。

（4）急性炎症期间禁性生活。

（5）排便后擦拭时宜从前向后，避免将肛门处的病菌带至阴道。

（6）有糖尿病的孕妈一定要控制好血糖，若血糖控制不理想，则更容易罹患外阴阴道假丝酵母菌病。

（7）孕期如果出现白带异常、外阴瘙痒灼痛，建议尽快到医院做白带常规检查，明确是哪种阴道炎，并遵医嘱规范用药，定期复检。切忌自行买药治疗。

六　如何治疗孕期阴道炎？

（1）在治疗方面，医生会根据症状轻重及产妇自身状况来决定治疗措施。

（2）一般来说，孕早期的3个月不治疗。如果病情发展严重，医生会在孕3个月后酌情用药治疗，避免造成胎儿感染。

（3）治疗孕期阴道炎时，选择正确的药物和用药方法很重要。口服药物有导致胎儿畸形的危险，所以最好采用局部治疗。

（4）治疗期间保持心情愉悦，注意补充营养，不吃辛辣、刺激性食物，不饮酒，禁盆浴、性交，避免体力劳动，内裤要宽松，忌穿不透气的尼龙或化纤紧身裤，保持外阴局部清洁，不能用手搔抓患部，不用肥皂或其他刺激性药水洗外阴。治疗要彻底，准爸爸应同时接受治疗，治疗后均应定期随访，复发时及早重新治疗。

不管是诊断为哪种阴道炎，都应密切按照医生开具的处方药品，按时、按量、按疗程治疗，千万不可自觉症状缓解后就自行停药，以免延误病情或对胎儿造成不良影响。希望各位准妈妈能够积极面对各种孕期不适，注意补充营养，保持愉悦的心情，积极配合检查和治疗，顺利迎接健康的小宝宝！

16 孕期皮肤瘙痒，怎么办?

知识点

★ 弄清皮肤瘙痒的原因，对症处理是关键。

怀孕后随着激素水平的变化，身体会出现很多不适，皮肤瘙痒就是其中之一。为什么会出现皮肤瘙痒呢？下面科普君就给大家讲解一下孕期皮肤瘙痒的知识吧。

一 孕期为什么会出现皮肤瘙痒呢?

由于孕期皮肤干燥，以及激素水平和体内免疫环境的改变，孕妇会出现特有的皮肤瘙痒。

二 哪些因素会导致皮肤瘙痒呢?

（1）妊娠肝内胆汁淤积症：除了全身瘙痒，还伴有黄疸、血清胆汁酸增高，严重者危及胎儿生命，需注意。遵医嘱用药。

（2）妊娠瘙痒症：一般与怀孕期间雌激素增加有关，对胎儿无影响。可使用润肤剂、外用止痒药物等缓解。

（3）皮肤干燥、天气干燥易导致皮肤瘙痒，对胎儿无影响。可使用润肤剂。

（4）妊娠类天疱疮：较罕见的妊娠期自限性自身免疫性大疱性皮肤病，典型特点为出现伴剧烈瘙痒的广泛分布的大疱。大部分患者外用糖皮质激素效果不佳，需要系统使用糖皮质激素。

三 发生皮肤瘙痒该怎么处理?

（1）对症处理，查明原因后遵医嘱用药，勿自行用药。

（2）保持良好的心情，清淡饮食，过敏体质的孕妈少吃海鲜类食物。

（3）洗澡时避免水温过高或者用肥皂，以免加重皮肤干燥、加剧皮肤瘙痒。

（4）保持皮肤湿润。

17 孕期便秘了，该怎么缓解?

> **知识点**
>
> ★ 养成良好的排便习惯是预防便秘的关键。
> ★ 饮食及运动是预防便秘必不可少的措施。

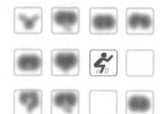

　　每位孕妈都想怀孕过程顺顺利利，但怀胎十月，总有些不顺心或者尴尬的事情，便秘就是其中之一。下面科普君就来跟孕妈讲解一下孕期便秘的知识吧，希望能帮助孕妈减少尴尬。

一 为什么孕妈更容易便秘?

（1）孕早期：激素变化的最初 3 个月，肠道消化食物需要更多的时间。

（2）孕中期：怀孕期间对水的需求越来越大，肠道会在消化时吸收更多的水分，这使得粪便很难在肠道中通行。同时，孕激素的分泌还阻碍了肠道的运动。

（3）孕晚期：胎儿带来的压力。随着胎儿不断变大，孕妇的结肠会受到更多的压力，这会导致妊娠晚期便秘。

二 如何预防便秘?

1.科学饮食

可以进食一些富含膳食纤维和维生素的
食物。①粗粮类,如黄豆、玉米、燕麦、荞
麦等;②蔬菜类,特别是茎叶菜,如黄花菜、
菠菜、空心菜、韭菜等;③菌藻类,如香菇、
平菇、木耳、海带等;④水果类,如猕猴桃、
火龙果、苹果、梨等。饮水量一般每天应该
在 1700 ~ 1900ml。

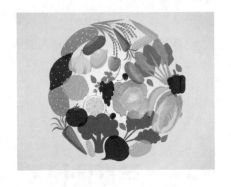

2.适量活动

随着胎儿的增长,孕妇身体变得越来越臃肿,为了防止便秘,平时要注意适
量活动。可以每天饭后散散步,做孕妇瑜伽、轻松的家务等都有助于排便。

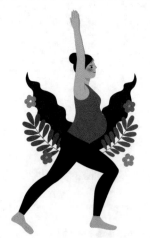

3.养成定时排便的习惯

每天定时排便,最好在早餐后排便。专心排便,不要在排便的时候看手机、
阅读书报,切忌忍住不排便,有便意应立刻去厕所。

三 孕期便秘了,该怎么办?

1.外用

(1)蜂蜜栓:蜂蜜栓的主要作用就是润肠通便。使用方法:把新鲜的蜂蜜制

作成又圆又滑的小硬栓以后，再均匀涂上少许油，从肛门塞进去，就能够起到快速通便的作用。

（2）开塞露：只在直肠使用，不会被吸收，只可短暂使用，长期使用会产生耐药性。请在医生的指导下使用，勿自行使用。

2. 内服

（1）益生菌：可以通过服用益生菌来帮助肠道平衡菌群，促进肠道蠕动，预防和改善腹泻和便秘。

（2）西梅汁：西梅不但含有丰富的膳食纤维，还富含维生素 A 和铁、钾等矿物质。膳食纤维能让食团体积增大，刺激肠道蠕动，从而产生便意，使孕妇排便顺畅。

（3）乳果糖：乳果糖是一种人工合成的双糖制剂，也是一种润肠通便的药物，可以缓解便秘。请在医生指导下使用，勿随意使用。

怀孕后养成良好的排便习惯能在很大程度上预防便秘，孕妈们不必太过忧虑。

胎儿在子宫内如何进食和排泄？

知识点

★ 了解子宫与胎儿的相互关系。

★ 了解胎儿在子宫内进食和排泄的特点。

我们都知道，子宫是一个封闭的环境，胎儿所有的营养都是通过脐带传输的。子宫里充斥着羊水，胎儿在子宫内半透明的羊水中生存、成长，而所需的营养物质和氧都是通过胎盘、脐带与母体进行物质交换的。既然有进食，那么排泄物去

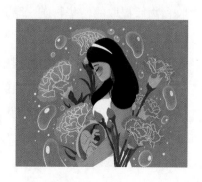

哪了？胎儿的尿液会直接排到羊水中吗？这是否意味着未出生的胎儿在出生前都会喝自己的尿液，并接触到自己的粪便呢？下面科普君就带大家来了解一下。

一 胎儿如何进食？

胎儿和母体进行物质交换主要是通过胎盘上的绒毛。因为胎盘内有大量的绒毛，而绒毛内含有毛细血管，这些毛细血管与脐带内的血管互通，所以绒毛之间充满了母体的血液。

二 胎儿如何排泄？

胎儿在 2 个多月后基本成型，这时就会排尿，一直持续到出生，而它们的尿液会直接排到羊水中。羊水是围绕在胎儿四周的水状液体，作用是提供浮力，衬垫胎儿，稳定的温度环境也离不开它。

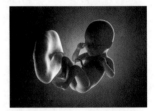

虽然羊水中含有大量的尿液，但是这些尿液之中不会含有太多的废弃物质，并且胎儿吸收的仅是必要的养分，尿液即使喝到嘴里，除了味道不好之外，并没有什么细菌、病毒，所以不会对胎儿造成什么不良影响。

而尿液排到羊水中后，母体会通过血液循环不断带走羊水中多余的废弃物质如尿酸、尿素等，以保证胎儿的生长环境适宜。所以大家不必担心"很久以前的自己"会喝到真正意义上的"尿液"。

三 胎儿会排粪便吗？

事实上，胎儿发育所需要的营养是由脐带输入的，这些营养都是母体消化吸收食物后提取的精华物质，胎儿的胃肠系统不需要消化食物，也就不会积存一般的硬性粪便。

当然，在新陈代谢的过程中，胎儿也会产生一些废弃物质，因此胎儿的肚囊内是有粪便的，然而不是普通的粪便，更像是深绿色的黏液。

通常情况下，一个正常的胎儿在出生之前是不会排胎便的，但是如果因为某些原因引起肛门括约肌放松，发生提前排出胎便，这很有可能提示了胎儿在子宫内出现缺氧现象，需要及时处理。

胎儿生长未赶上"大部队"，怎么办？

知识点

★ 这种情况下的胎儿称为生长潜力低下的小于胎龄儿。

★ 诊断主要依靠病史、体格检查及超声检查。

★ 终止妊娠的时机须咨询医生，遵循个性化原则。

"最近有点不开心，和同月份孕妈出去逛街，发现自己的肚子比对方小！自从对比后，总觉得肚子里的宝宝没有以前长得快了。今天产检，医生说胎儿生长没有赶上'大部队'，怎么会这样呢？是我没有照顾好它吗？好担心呀！"

不要着急，下面科普君将讲解一下胎儿没赶上"大部队"的原因，在了解了基本知识后，再结合自身情况慎重考虑，做出初步判断哦！

一 胎儿生长为什么会没赶上"大部队"呢？

胎儿的生长发育与多种因素有密切关系，如孕妈的生活环境、孕妈的身体条件、胎儿生活的环境，以及妊娠前的精子情况等。这些因素若影响胎儿的生长发育，可导致其生长为小于胎龄儿。有些胎儿虽然在成长，但是生长发育异常，在各方面要比同孕周的胎儿要小一些。我们称之为胎儿生长受限。

在除因为孕周核算错误导致的胎儿小于孕周外，若准妈妈们发现自己肚子里的宝宝过小，那可要仔细关注了。

二 主要的影响因素有哪些？

影响胎儿生长的因素很复杂。主要影响因素如下。

（1）营养因素。偏食、妊娠剧吐，以及摄入蛋白质、维生素及微量元素不足。

（2）妊娠并发症与合并症。如妊娠期高血压、多胎妊娠、前置胎盘、胎盘早剥、过期妊娠、妊娠肝内胆汁淤积症等；合并心脏病、高血压、肾炎、贫血、抗磷脂抗体综合征等，均可使胎盘供血减少，灌注下降。

（3）孕妇的年龄、生活环境、体重、身高、经济状况、子宫发育情况均会对胎儿的生长产生影响。若孕妇吸烟、酗酒，或是接触放射线或有毒物质，以及发生宫内感染，则危险系数更大。

（4）胎儿基因或染色体异常时，也常伴有胎儿生长受限。

（5）脐带因素。如脐带过长、脐带过细（尤其是近脐带根部过细）、脐带扭转、脐带打结、单脐动脉等。

三 如何识别胎儿生长受限？

（1）认真核对孕周。

（2）监测宫底高度及孕妇的体重。根据宫底高度、孕妇体重和腹围推测胎儿的大小和增长速度。从孕 13 周起，孕妇体重以平均每周增加 350g 的速度直至足月。

（3）对疑有胎儿生长受限者，应进行系统的超声检查，测量胎头双顶径，每 2 周 1 次，观察胎头双顶径增长情况。

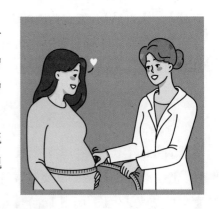

四 若胎儿生长受限，孕妈应怎么做？

（1）确定导致胎儿生长受限的原因，纠正这些不良因素。如停止吸烟、饮酒，改变偏食等不良饮食习惯。

（2）积极补充营养。如葡萄糖、蛋白质等。

（3）左侧卧位休息，以改善子宫胎盘的供血。

（4）定期行超声检查以监测胎儿的生长情况、羊水状态及胎盘成熟度。

（5）咨询医生，行相关检查以排除胎儿畸形。

（6）药物治疗。遵医嘱进行改善子宫胎盘供血的治疗。如情况不稳定，要及时就医，适当终止妊娠。

保持良好的生活习惯、愉悦的心情、充足的睡眠和营养，配合医生的治疗，为孕育健康的宝宝一起努力吧！

脐带绕颈真的不要紧吗？

知识点

★ 脐带绕颈是十分普遍的现象，不必过于担心，这并不是手术指征。

★ 监测胎动、定期产检是发生脐带绕颈后孕妈需要做的事情。

"脐带绕颈真的不要紧吗？"这是科普君经常会被问到的问题。各位孕妈在怀孕期间遇到了脐带绕颈就会有各式各样的疑惑："脐带绕颈是不是就表示胎儿被勒住了？为什么别人都没有脐带绕颈，我的宝宝却会脐带绕颈？那怎么才能让我的宝宝绕出来呢？脐带绕颈可以顺产吗？"针对大家的疑问，下面科普君就给大家讲解一下脐带绕颈的知识吧，让孕妈能安心地度过整个孕期。

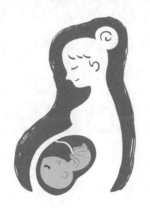

一 何为脐带绕颈?

脐带是连接胎儿和孕妇的重要"生命线",是母体输送营养给胎儿的重要"桥梁"。一般,脐带漂浮在羊水中,长度在 30～100cm。随着胎儿的生长发育和活动,如蹬腿、翻身等,脐带可能绕住胎儿的身体或者颈部。脐带绕在了胎儿的脖子上就称为脐带绕颈,是脐带缠绕中的最常见的一种形式,占 90% 以上,其他还有脐带绕身、脐带绕脚、脐带绕手等。脐带绕颈在产科门诊十分常见,占分娩总数的 20%～26%,多数绕颈 1～2 周,3 周以上少见。

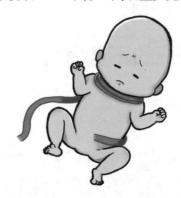

二 脐带绕颈对胎儿的危害大吗?

一般来说,脐带绕颈 1～2 周不会对胎儿造成明显影响。但是脐带绕得比较紧、缠绕圈数比较多则会影响脐血循环,从而影响到对胎儿的氧气和营养的供应,也会对胎儿的健康和娩出造成一定的影响,严重者可致先露部入盆、胎儿窘迫、胎盘早剥,甚至死胎。

三 如果发生了脐带绕颈,孕妈该怎么办呢?

监测胎动、定期产检是发生脐带绕颈后孕妈需要做的事情。若发现异常,应及时到医院检查,以了解胎儿在宫内的情况。

四 脐带绕颈是不是就必须得行剖宫产?

脐带绕颈并不是剖宫产的指征。临床上,大多数脐带绕颈的宝宝都能顺利地被自然娩出。对于脐带绕颈圈数较多且短时间不能结束分娩的孕妈，医生会根据医学指征做出相应的处理。

脐带绕颈在临床上较为普遍，各位孕妈在孕期不必太过忧虑。按时监测胎动、定期产检，一般不会有太大的问题。胎儿在妈妈子宫里一直在活动，脐带绕颈也不是一直不变的。有可能今天是绕颈 1 周，明天就绕出来，当然也有可能变成绕颈 2 周。

S/D值偏高，是胎儿缺氧吗？

知识点

★ S/D 值是评价胎盘功能和胎儿发育的一个重要指标。

★ 监测胎动、定期产检是孕妈孕期中需要做的事情。

产检时，孕妈被告知 S/D 值偏高，这是怎么回事？是说胎儿在子宫里面状况不好吗？会有生命危险吗？好担心！

不要着急，下面科普君就来讲解一下 S/D 值异常的情况，在了解了基本知识后，再结合自身情况慎重考虑，做出初步判断。

一 S/D 值是什么？

S/D 值是脐动脉收缩期最大血流速度（S）与舒张末期血流速度（D）的比值。正常情况下，随妊娠周数的增加，S/D 值会逐渐下降。也就是说，同一个数值在这个孕周内是正常的，但在下一个孕周范围内可能就是异常的。因此，孕妈拿到检测结果后，首先要核实孕周，再做评估。同时还要综合孕妈的各项指标来判断，不能仅根据 S/D 值就判定胎儿缺氧。

S/D 值偏高有哪几种具体情况?

1. 孕 30 周前 S/D 值偏高

一般在孕 20 周后,彩超检查就可以测量 S/D 值了。当发现孕妇动脉 S/D 值较高,但没有胎儿宫内生长受限等并发症时,不应立即诊断胎儿宫内缺氧,应先让孕妇进行适度活动,有可能过一会儿 S/D 值就下降了。这是因为脐带在子宫内受到压迫会造成假性 S/D 值增高。

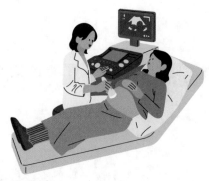

2. 孕 30 周后 S/D 值偏高

孕 30 周后 S/D 值应小于 3.0,若孕 30 周后 S/D 值大于 3.0,但小于 4.0,要提高警惕,可能存在胎儿畸形、脐带异常、胎盘功能不良、胎儿宫内生长受限等异常情况,要防止病情进一步发展。若 S/D 值大于 4.0,可能导致产儿预后不良,需要及时处理。

3. 分娩期 S/D 值偏高

一般情况下,分娩期 S/D 值无明显变化,若出现异常,提示产儿预后不良。

三 S/D 值偏高时应该怎么办?

S/D 值是脐血流异常的一个指标,如果孕妇被诊断为脐血流异常,最好每天进行数胎动、听胎心等以监测胎儿状况。如果脐血流异常状况不是很严重,建议采取左侧卧位睡觉即可。但如果状况没有好转,则需要进行吸氧治疗,请立即前往医院就医。

高危妊娠的孕妇,一定要定期产检,且频率宜比普通的准妈妈要高一些。

在孕晚期,对于高危妊娠的孕妇,S/D 值是一个非常重要的指标,其能较早地发现胎儿有无缺氧的情况。

孕期这么多检查，对胎儿有影响吗？

知识点

★ 孕期产检是保障胎儿健康出生最重要的保护伞，高危孕妇更要定期产检。

★ 抽血、B超等检查不会影响胎儿的健康。

★ 怀孕后如果病情需要且有检查指征时，X线、CT等检查仍然是优先考虑的检查手段。

各位孕妈可能会对孕期要做的各种检查如抽血、X线、CT及核医学检查等有所顾虑，担心这些检查会不会对胎儿有影响。其实，孕期必要的产检是保障胎儿健康出生最重要的保护伞，它可以帮助了解孕期胎儿的健康状况，及时发现和消除影响胎儿发育的有害因素。

 孕期应该做的常规产检有哪些？

孕期常规检查见表3。若孕期有任何不适或为高危孕妇，请遵医嘱进行产检。

表3 孕期常规检查项目时间表

时间	项目	频率
停经6～8周	1.血、尿HCG：确定是否怀孕 2.B超：确定是否为宫内孕 3.优生咨询：评估孕期的高危因素	—
孕11～13^{+6}周	1.确定孕周及预产期，办理孕妇围生期保健手册 2.B超：胎儿颈后透明层厚度（NT）检查 3.血常规、尿常规、肝功能、肾功能、血糖等检查 4.大排畸彩超检查（若检查结果异常，2周后需复查）	4周1次

时间	项目	频率
孕 16 ~ 19⁺⁶ 周	1. 产前常规检查：体重、血压、胎心、宫高、腹围等 2. 唐氏综合征筛查或无创 DNA 检查，高危孕妇行羊水穿刺	4 周 1 次
孕 20 ~ 24 周	1. 产前常规检查：体重、血压、胎心、宫高、腹围等 2. 血常规、尿常规检查 3. 早产高危者还需行 B 超检测宫颈长度	
孕 24 ~ 28 周	1. 产前常规检查：体重、血压、胎心、宫高、腹围等 2. 糖耐量检查 3. 血常规、尿常规检查，Rh 阴性血的孕妇还需行抗 D 滴度检查	
孕 28 ~ 32 周	1. 产前常规检查：体重、血压、胎心、宫高、腹围等 2. 小排畸彩超检查	
孕 32 ~ 36 周	1. 产前常规检查：体重、血压、胎心、宫高、腹围等 2. 血常规、尿常规检查 3. B 超检查 4. 肝功能检查 5. 糖耐量检查：孕 24 ~ 28 周糖耐量检查阴性者，在孕 32 ~ 34 周复查空腹血糖 6. 胎心监测（从孕 34 周开始）	2 周 1 次
孕 37 ~ 40 周	1. 产前常规检查：体重、血压、胎心、宫高、腹围等 2. 胎心监测 3. 尿液分析（留中段尿） 4. B 超检查 5. 阴道分泌物检查	1 周 1 次

二 孕期检查对孕妇和胎儿有影响吗？

1. 经常抽血会影响胎儿或会造成孕妇贫血吗？

孕妇抽血不会对胎儿造成影响。因为一般检查所需要的血量是很少的，最多不会超过 20ml，而孕妇体内的血液可以达到 5000ml。由此可见，检查抽的血量微乎其微，所以不会影响到胎儿的。孕妇一次失去血量达到 400ml 以上，才可能会影响到胎儿。

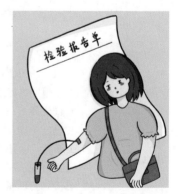

2. 经常进行 B 超检查会导致胎儿畸形吗?

我们目前常见的 B 超检查不具有电离辐射风险,也不会对孕妇和胎儿造成伤害,准妈妈们可以不用担心其安全性,放心做检查。

3. 因病情诊断需求要做辐射性影像学检查,这会对胎儿有影响吗?

用于诊断的辐射性影像学检查是相对安全的,医生会采用低剂量扫描或适当改进相应技术参数,降低辐射暴露剂量的同时不会降低检查的准确性。现有的研究结果表明孕期有指征地行 X 线、CT 检查对胎儿未见明显危害。

胎儿心室强光点是提示胎儿发育异常吗?

知识点

★ 胎儿心室强光点是 B 超检查时对所见图像的一种描述。

★ 胎儿心室强光点并不代表胎儿心脏发育畸形,也不说明胎儿心脏发育可能存在其他异常情况。

★ 胎儿心室强光点不是引产指征。

产检时,当医生说胎儿心脏内有强回声光点时,孕妈内心肯定有各种担忧,这是怎么回事?宝宝有心脏病吗?下面就让科普君来介绍一下胎儿心室强光点的相关知识吧!

 什么是胎儿心室强光点?

胎儿心室强光点指在 B 超检查时看到胎儿心室内有 1～6 mm 的亮点。那么,胎儿心室强光点到底是什么呢?——其实它是胎儿心室乳头肌的微钙化。这种微钙化本身不属于器质性病变。

胎儿心室强光点可以不伴有任何心血管系统异常，不引起任何心脏血流动力学改变，只是作为一种单纯性、一过性的正常变异。

 二 胎儿心室强光点的意义是什么？

胎儿心室强光点不是引产指征。其主要用于筛查胎儿染色体病中的唐氏综合征。如果唐氏综合征筛查结果是低危，且其他检查结果无异常，那么准妈妈们就不用担心了。但如果唐氏综合征筛查结果是高危，那么无论是否合并其他部位的异常，均需要行进一步检查（比如无创 DNA、羊水穿刺）以排除染色体异常。

单纯的胎儿心室强光点导致胎儿有问题的概率并不是很大。但是如果胎儿心室强光点合并其他异常应当引起一定重视，比如胎儿心室强光点合并胎儿单脐动脉、侧脑室增宽、肾盂增宽等。

 三 胎儿心室强光点和心脏病有关系吗？

胎儿心室强光点和先天性心脏病没有关系。没有必要因为单纯的胎儿心室强光点而行胎儿心脏彩超检查。但是年龄大于 35 岁或曾经分娩过先天性心脏病患儿的孕妈应该常规进行胎儿心脏彩超检查。

其实，目前的三维或四维超声检查已经能检查出大部分严重的先天性心脏病了。除非三维或四维超声检查结果提示胎儿心脏结构异常，否则，若仅有胎儿心室强光点，可以不用再另做胎儿心脏彩超检查。最好是根据唐氏综合征筛查的结果，选择要不要进一步做无创 DNA 或羊水穿刺检查。

数胎动好麻烦，能不数吗？

知识点

★ 孕妈第一次感受到胎动的时间为孕 16～20 周（第一次怀孕的孕妈），
  或孕 13 周左右（生过宝宝的孕妈）。
★ 科学计算胎动是每个孕妈应掌握的技能。
★ 孕 28 周以后胎动才会有规律，才有计数的必要性。
★ 半卧斜靠体位是自数胎动的最佳体位。
★ 胎动突然频繁或突然停止都需要就医，进行专业判断。

感受过胎动的孕妈还记得第一次胎动的感觉吗？没有感受过胎动的孕妈是不是很期待与宝宝的第一次互动？尽管孕妈们越来越重视学习胎动计数，尽管网上有越来越多的胎动计数应用程序，尽管医生经常宣教胎动计数的方法和重要性，但是因为不能正确鉴别胎动而闹得鸡飞狗跳的乌龙就医事件，甚至是因为胎动计数不准确而造成的胎死宫内的事件时有上演，怎么避免不必要的麻烦和悲剧呢？科普君来和大家好好说说。

一 胎动是什么？

胎儿在子宫内所有的活动是胎儿存在生命迹象的表现。这就是胎动。

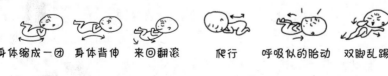

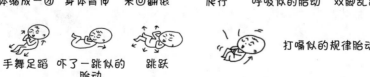

身体缩成一团　身体背伸　来回翻滚　　爬行　　呼吸似的胎动　双脚乱踢

手舞足蹈　吓了一跳似的　跳跃　　　　　打嗝似的规律胎动
　　　　　　胎动

二 什么时候可以感觉到胎动？

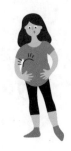

第一次怀孕的孕妈在孕 16～20 周开始感觉到胎动，生过宝宝的孕妈感觉到胎动的时间会早一些，有的甚至在孕 13 周就能感觉到。

三 胎动什么时候开始数？

孕 28 周后的胎动更有意义，这时候应该要开始计数了。这是因为孕 28 周以后胎动才有规律。

四 何时胎动会更明显？

（1）妈妈进食以后，特别是吃甜食后，胎动会增加。

（2）侧卧位时胎动通常会更多。在躺下以后，胎动的感觉会更加明显，但是不要平躺，要采取半卧斜靠体位，这种体位可使子宫血流增快。

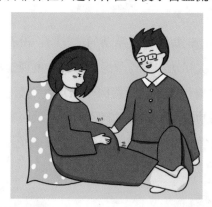

五 胎动怎么数？

（1）5min 以内的连续胎动只能算 1 次。间隔多久再动才算下一次没有统一标准，但至少要停止数分钟后再动才算。

（2）胎动的力度和幅度有大小，不必区分，只要动，就算胎动。

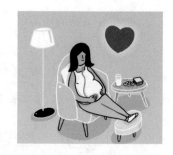

（3）每天在相对固定的时间，如早、中、晚各数 1h，3 次的总数相加乘以 4 就可以代表 12h 的胎动。

（4）一般每小时胎动 3 ～ 5 次为正常，12h 胎动数大于 30 次为正常，12h 胎动数小于 20 次为异常，若 12h 胎动数小于 10 次，提示胎儿已存在明显缺氧。

六　什么样的胎动需要去医院检查？

（1）正常情况下胎儿有醒睡周期，一般为 20 ～ 30min，很少会超过 1h，也就是说没有胎动超过 1h 可能就有危险，需要马上就医。

（2）如果每小时胎动数不超过 3 次，或胎动次数比平时减少一半，或胎动过于频繁，应继续数 1h，仍未好转，应及时就医。

（3）如果胎动突然频繁，特别是一阵频繁胎动后再不动，那就很危险了，需要及时就医。

（4）如果胎动消失超过 24h，那么胎儿已经发生意外的可能性极大。

切记！一旦发生上述情况，无论何时何地，请立即到附近的医院进行检查。

七　胎动消失的原因有哪些？

（1）脐带因素（最常见的因素）：脐带打结、断裂、脱垂、过度扭转、缠绕且拉紧等。这些情况会导致血液无法流动，而且常常是突发性的。目前的医学水平无法预料和提前干预，一旦发生，最多只有 5min 的抢救时间（从发生到分娩出孩子）。

（2）孕妇自身因素：患有糖尿病、高血压等疾病，另外还有胆汁酸升高、蛋白尿、易血栓体质、宫内感染等。

（3）胎儿因素：胎儿发育异常、畸形等。

25 孕期用药需要注意什么？

对于怀孕后吃什么、用什么，孕妈都很小心翼翼，生怕会对肚子里的宝宝有影响，尤其是用药，更需要注意。当疾病找上门来，要不要用药？用哪些药？怎样用药？下面科普君替大家一一解答，缓解孕妈心中的焦虑。

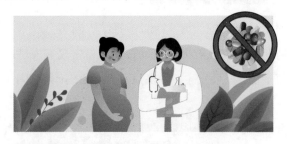

一 胚胎发育的 3 个药物致畸敏感期

1. 全或无时期（受精后 2 周内，也就是停经后的 28d）

受精后 2 周内为受精卵发育到胚泡形成期。若使用了药物，导致大量胚囊细胞受损，则会导致胚胎的死亡，若只有少量细胞受损，不会影响胚囊细胞最终分化发育为正常个体。

2. 敏感期（孕 3 ～ 8^{+6} 周，也就是停经后的 29 ～ 70d）

这段时间为胎儿器官形成期，是对药物最为敏感的时期，这个阶段尽量不要用药。

3.低敏感期（孕9周～足月）

胎儿各器官分化基本完成，药物致畸性下降，但仍有致畸的可能性。

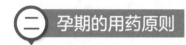

常用的孕期用药咨询的依据是美国食品药品监督管理局对孕期和哺乳期用药的分类方法（表4），但实际临床应用有许多不足。药物说明书或者文献中提到的服药和出生缺陷之间的关系，一般是在长期、大量服用药物的情况下才会出现。当然，不能排除个别情况下个别药物在少量服用情况下可能带来不良影响。

表4　美国食品药品监督管理局对孕期和哺乳期用药的分类方法

分级	依据	使用安全性	药物
A级	对胎儿伤害的可能性最微小	最安全	极少，维生素属于此类药物，如维生素B、维生素C等
B级	动物实验研究未见对胎儿有危害，无临床对照试验	相对安全	1.抗生素：青霉素、头孢菌素、克林霉素、阿奇霉素、红霉素、呋喃妥因、甲硝唑 2.抗真菌药：两性霉素B、克霉唑 3.抗结核药物：乙胺丁醇 4.解热镇痛药：吲哚美辛、双氯芬酸、布洛芬 5.局部麻醉药：利多卡因 6.降糖药：门冬胰岛素、阿卡波糖、二甲双胍 7.消化系统用药：法莫替丁、雷尼替丁、泮托拉唑
C级	动物实验研究对胎儿有危害，无临床对照试验	权衡利弊，谨慎使用	1.抗生素：喹诺酮类（庆大霉素、氯霉素）、阿米卡星、万古霉素、氯霉素 2.抗结核药物：除乙胺丁醇外 3.抗病毒药物：多属C级 4.感冒药：含金刚烷胺类 5.抗胆碱类药物：新斯的明、阿托品、莨菪碱 6.降压药：部分钙通道阻滞剂、血管紧张素转化酶抑制剂、β-受体阻滞剂，请遵医嘱使用 7.降糖药：磺脲类、胰岛素增敏剂 8.消化系统用药：奥美拉唑、多潘立酮 9.利尿剂：呋塞米、甘露醇 10.拟肾上腺素药：肾上腺素、麻黄素、多巴胺 11.肾上腺皮质激素类药物：倍他米松、地塞米松

分级	依据	使用安全性	药物
D 级	有足够的证据证明对胎儿有危害性	不得已时选用	1. 抗生素：四环素、链霉素 2. 抗肿瘤药：顺铂、5- 氟尿嘧啶 3. 中枢神经系统药物：镇痛药小剂量使用时为 B 级，大剂量使用时则为 D 级 4. 抗癫痫药：扑痫酮、三甲双酮 5. 镇静催眠药：地西泮、氯氮卓、甲丙氨酯、奥沙西泮 6. 利尿剂：氢氯噻嗪、依他尼酸、苄塞嗪 7. 解热镇痛药：阿司匹林、双水杨酸、水杨酸钠在小剂量使用时为 C 级，但长期、大量服用甚至成瘾时，则对胎儿不利，为 D 级
X 级	各种实验证实会导致胎儿异常	禁用	1. 免疫调节药：沙利度胺 2. 镇静药：氟西泮、氟硝西泮 3. 激素类药物：米非司酮、华法林、氨甲蝶呤、己烯雌酚

三 孕期用药的注意事项

（1）使用任何药物（包括非处方药）前，均应咨询医师或药师，切勿自行购买服用。能不用药就不用，如非用不可，尽量避免在受精后至孕 8 周使用。

（2）记录服用药物的时间、名称（可留下药盒）、末次月经时间、平时月经周期，以便在需要评估药物对胎儿影响时能够尽可能提供详细信息。

（3）患有甲状腺疾病、癫痫、系统性红斑狼疮、哮喘等慢性病需要长期服药的女性，需及时告知医生备孕计划及怀孕情况以便调整用药。切勿自行停药，以免使原有疾病恶化，对母胎双方造成更大的影响。

（4）使用 X 级药物的女性需严格避孕以防患于未然，若在不知道自己怀孕的情况下服用了药物，可向专业人士咨询来评估风险。按时产检，及时发现问题并处理。

四 慎用、忌用与禁用的区别

很多药物的说明书上都标明有孕妇慎用、忌用或禁用的字样，那么，这三者之间到底有什么区别呢？

（1）慎用指的是用药时应小心谨慎，使用药物后应注意观察。若出现不良反应应立即停药。若必须使用慎用药物，应在医生的指导下使用。

（2）忌用是指避免使用或最好不用。有些患者在服用某些药物后可有明显的副作用。若病情需要不得不使用某些忌用药物时，应当寻找药理作用类似但不良反应较小的其他药物代替。若非用不可，则须同时使用能对抗或减弱其副作用的药物，将不安全因素减到最低。

（3）禁用即指绝对禁止使用。对禁用药物可以说无任何选择余地。因为患者一旦服用，就会出现严重的不良反应或中毒。如中药巴豆、牵牛、麝香、水蛭等，孕妇绝对禁用。

前置胎盘，该做好哪些保健？

知识点

★ 确诊为前置胎盘的孕妈需要密切观察阴道出血及腹部疼痛情况。

★ 监测胎动、定期产检是孕妈发生前置胎盘后需要做的事情。

少量出血后去医院检查，被医生诊断为前置胎盘，孕妈肯定内心慌乱。什么是前置胎盘？是不是只能剖宫产了？会不会切除子宫？会不会有生命危险？下面，科普君就为各位孕妈讲解前置胎盘的相关知识。

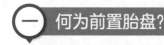 何为前置胎盘？

前置胎盘是指孕 28 周后，胎盘附着于子宫下端，其下缘毗邻或者覆盖宫颈内口，影响胎儿在妊娠晚期正常胎位（胎头向下，在骨盆入口位置，胎儿纵轴与母亲纵轴保持一致）的形成，并从一定程度上阻碍胎儿从阴道分娩。

二 哪类孕妈更容易出现前置胎盘？

（1）多胎妊娠者。

（2）高龄孕产妇，有多次孕产史或流产史者。

（3）有剖宫产史者。剖宫产次数越多，发生前置胎盘的可能性越大。

（4）有宫腔操作史者，子宫形态异常者。

三 确诊前置胎盘后该怎么办？

1. 正确选择治疗场所

按期产检，一般情况良好、胎儿存活、阴道流血不多、无须紧急分娩的前置胎盘孕妇可在家治疗。对于有阴道流血或子宫收缩的孕妇，推荐住院治疗。

2. 适度活动，充分休息

孕妇进行适度的活动可降低约14%的早产风险。宫颈管缩短的孕妇，每周进行2次及以上20min以上的活动能显著降低早产风险。故未出血期孕妇可适当活动，每天进行30min的散步等活动，避免长久站立、劳累和提重物，避免使用腹压或腹部受力。出血期孕妇需要绝对的卧床休息，缓慢活动，采用舒适体位，避免活动刺激造成大出血。

3. 预防感染

保证外阴干净，防止出现逆行感染。感染期间需禁止性生活和对肛门、阴道的检查。

4. 保证营养，防止贫血

若孕妇反复出现出血的情况，则应尽量多摄入高蛋白质、高维生素、高热量、高铁和高膳食纤维的食物。纠正不健康的作息习惯，定时休息，少食多餐，保障营养供应。必要时补充铁剂，维持血红蛋白水平 $\geq 110g/L$、血细胞比容 $\geq 30\%$。

5. 促进胎儿生长

前置胎盘的孕妇，其胎儿的生长发育会受限，对于有先兆早产症状者，需遵医嘱摄入一定的宫缩抑制剂以利于完成糖皮质激素治疗，同时延长孕周，确保胎儿的完全发育。

6. 观察病情

观察孕妇阴道出血的颜色、性状、量，监测生命体征，包括脉搏、呼吸、血压、血氧饱和度，发现异常及时就医或告知医生。

7. 监护胎儿的情况

包括胎心率、胎动数、胎儿电子监护及胎儿生长发育情况等。

8. 预防血栓

长期住院治疗会增加血栓的风险，要注意防范。可适当下床活动，床上做踝泵运动，使用抗凝剂。

9. 心理疏导与家庭支持

孕妇得知自己的情况后，由于担心自身及胎儿的安全，往往会出现焦虑、烦躁等情绪。可及时与孕妇进行沟通，掌握其心理诉求，并开展针对性心理干预和健康教育。

四 前置胎盘能否顺产？

前置胎盘分为以下几类。

（1）完全性前置胎盘：也叫中央性前置胎盘，胎盘组织完全覆盖宫颈内口，即胎盘组织完全封闭宫颈内口。

（2）部分性前置胎盘：胎盘组织部分覆盖宫颈内口。

（3）边缘性前置胎盘：胎盘附着于子宫下段，边缘达到宫颈内口，但不超越宫颈内口。

（4）低置胎盘：胎盘附着于子宫下段，边缘距宫颈内口的距离不足20mm。

虽然都是前置胎盘，但是这些分类可以帮助孕妈理解前置胎盘的严重程度，以便选择出最合适的分娩方式。其中，程度较轻的边缘性前置胎盘有自然分娩的可能，但也需要做好紧急手术和输血的准备。

五 前置胎盘的孕妈出现什么情况必须立即前往医院？

（1）阴道有少量暗褐色出血，肚子发紧、发硬，应立即前往医院检查。

（2）阴道有鲜红色出血，尽量选择平卧位并呼叫120，立即前往医院检查。

妊娠期高血压，该做好哪些保健？

产检测出了血压高，被医生诊断为妊娠期高血压，一大堆的问题随即而来。如何监测血压比较规范？吃药会不会对胎儿有影响？高血压对怀孕影响大吗？带着这些疑问，科普君就给孕妈讲解一下妊娠期高血压的知识吧。

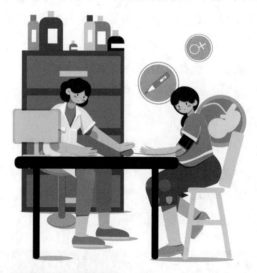

一 何为妊娠期高血压？

孕20周后首次出现高血压，即收缩压≥140mmHg和（或）舒张压≥90mmHg，于产后 12 周内恢复正常，尿蛋白检测阴性，则为妊娠期高血压。收缩压≥ 160mmHg 和（或）舒张压≥ 110mmHg 为重度妊娠期高血压。

 ## 如何正确监测血压？

1. 测血压前

（1）半小时内禁饮咖啡、浓茶，禁烟，禁酒，禁食辛辣及凉性食物。

（2）半小时内避免情绪激动，避免运动，避免受寒；保障测量环境安静，温度适宜。

（3）排空膀胱。

2. 测血压时

（1）需密切观察血压者，应尽量做到四定：定时间、定部位、定体位、定血压计。

（2）一般采取坐位，测右臂，全身肌肉放松。不应将过多或太厚的衣袖推卷上去，挤压在袖带之上。部位选择肘关节上 2～3cm 处，松紧度以 1～2 横指为宜，肘部应置于心脏同一水平上。标准袖带气囊长 22～26cm、宽 12cm，肥胖者或臂围大者（＞ 32cm）应使用大规格气囊袖带。

（3）测量血压时保持安静，不要讲话。测量血压的次数不宜过频。尽量做到每天同一时间段测量。早晨可选在起床后 1h 内、排尿后、服用降压药前或早餐前测量，晚上可在睡觉前测量。

如果确诊为妊娠期高血压，孕妈在家如何自我监测？

（1）密切监护孕妈的状态。如有无头痛、眼花、胸闷、上腹部不适或疼痛及其他消化系统症状；每天测体重、血压，定期产检，监测尿量变化。

（2）合理饮食，保证摄入足量的蛋白质和热量。限制食盐的摄入量（＜ 6g/d），可以多吃瘦肉和鱼虾等。一定要注意控制脂肪的摄入量。

（3）数胎动、监测胎心。如果腹痛剧烈，则须紧急就医，警惕胎盘早剥及胎儿宫内窒息的发生。

四 孕妈在家口服降压药期间需注意什么？

（1）降压过程力求血压下降平稳，不可波动过大，以平均动脉压下降 20% 为宜。重度妊娠期高血压患者降压后血压不可低于 130/80mmHg，以保证子宫 – 胎盘血流灌注。

（2）在出现高血压急症（≥ 180/120mmHg），或发生器官损害如急性左心室功能衰竭时，需要紧急降压到目标血压范围，这时需要家属陪伴紧急入院检查。

有妊娠期高血压的孕妈，其治疗基本原则是休息、镇静、预防抽搐，有指征的由医生给予相应的降压和利尿治疗，密切监测母胎情况。孕妈在孕期一定要按时监测血压，遵医嘱口服降压药，保持好心情。

妊娠期心脏病，该做好哪些保健？

知识点

★ 妊娠期心脏病属于高危妊娠，须充分评估妊娠风险。

★ 定期产检，孕中晚期监护、随访和评估病情是孕妈需要关注的事情。

怀孕后出现活动后乏力、感觉心跳得厉害、呼吸困难等，有可能是妊娠期心脏病。下面，科普君就给大家讲解一下妊娠期心脏病的知识吧。

一 何为妊娠期心脏病？

妊娠合并心脏病，既包括既往有心脏病的女性合并妊娠，也包括妊娠期间新发生的心脏病，如妊娠期高血压疾病性心脏病、围生期心肌病等。

二 哪些孕妈更容易患妊娠期心脏病?

（1）有心脏病史的患者。

（2）高血压患者。

（3）病毒感染者。

三 妊娠期心脏病对母胎有哪些危害?

（1）对孕妈来说，可出现心力衰竭、恶性心律失常、肺动脉高压危象、栓塞等。

（2）对胎儿来说，更易出现流产、早产、胎儿生长受限、颅内出血、新生儿窒息、新生儿死亡等。

四 患妊娠期心脏病的孕妈日常需要注意什么?

（1）休息。保证充分的休息，避免过度劳动及情绪激动。做一些放松练习帮助缓解压力，减少对妊娠期心脏病的焦虑和恐惧。

（2）健康、均衡饮食。要限制患者的营养以避免体重过度增长。合理地补充蛋白质、维生素和铁。适当限制盐的摄入，以降低血管痉挛的概率，减少心脏负荷。

（3）孕妇坐下或站起时动作要慢，以防止在体位改变时头晕而摔倒。

（4）孕期进行综合评估，在建档医院规范进行孕期保健，定期监测心肺功能。

五 出现哪些情况需要及时就医?

当孕妈出现疲劳、食欲不振、活动后乏力、感觉心跳得厉害、胸闷、呼吸困难、咳嗽、胸痛、咯血、水肿等表现时，需要及时就医。

对于有心脏病者，在孕前及妊娠后需充分评估病情及妊娠风险，建立高危孕妇管理档案，根据病情制订孕期保健计划。规范的孕期保健及干预可以早期发现并减少心力衰竭的发生。

妊娠期高血糖，该做好哪些保健？

知识点

★ 妊娠期高血糖者需要控制饮食、合理安排饮食结构、适当运动。

★ 监测胎动、按时产检、监测血糖是妊娠期高血糖者需要做的事情。

★ 加强自身对妊娠期高血糖的认知。

怀孕后，很多孕妈为了控制饮食，每天饿得"眼冒金星"；有的孕妈体重不增反降，让人担忧不已；有的孕妈不会使用胰岛素……针对这些问题，科普君就和各位孕妈好好聊聊。

一 哪类孕妈更容易患妊娠期高血糖？

（1）高龄孕妇。

（2）曾患有妊娠期高血糖，存在糖尿病病史者。

（3）曾产下体重超过 4kg 的胎儿者。

（4）父母或兄弟姐妹患有 2 型糖尿病者。

（5）肥胖者。

（6）有孕期抑郁症者。

二 妊娠期高血糖孕妈的饮食控制方法

（1）控制总能量。推荐每天摄入能量 1800 ～ 2200kcal（1kcal=4.1855kJ），建议孕早期体重增长 0.5 ～ 2kg。建立合理的饮食结构。

（2）均衡营养，合理控制碳水化合物、蛋白质和脂肪的比例。主食控制在

250～350g/d。每天摄入约100g含高蛋白质的食物,其中1/3以上需为优质蛋白质。

（3）少量多餐,一般建议每天5～6餐。强调睡前加餐,如一杯牛奶、一份水果、几片饼干,有利于控制血糖和预防夜间低血糖。

（4）高膳食纤维饮食。有利于控制血糖,减少或改善便秘。

（5）饮食清淡。低脂,少油,少盐,减少精制糖的摄入。

（6）合理控制孕妇、胎儿体重的增长,保证母体需要和胎儿生长发育。

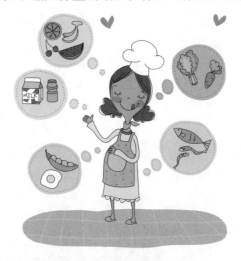

三 居家注射胰岛素的基本知识

（1）注射部位:腹部、上臂外侧、大腿外侧。

（2）注射方法:用酒精棉签清洁注射点,捏起皮肤,将针垂直刺入,将胰岛素注射到皮下组织。

（3）胰岛素的储存:未开封的胰岛素可以在冰箱冷藏室储存至有效期之前。开封的胰岛素避免日晒,常温保存即可。开封28d后不要再使用。

四 因严格控糖出现低血糖时有哪些症状?该如何处理?

（1）症状:大汗、感觉紧张、晃动、虚弱无力、极度饥饿、轻微恶心、眩晕、头痛、视力模糊、意识模糊等。

（2）处理方法:出现低血糖症状时,卧床休息、迅速补充葡萄糖是决定预后的关键。怀疑低血糖者应立即测血糖,如不能及时测量,应按照低血糖处理。如果意识清醒，最为有效的方法就是进食快速起效的含糖量为 15 ～ 20g 的食物（如葡萄糖片、水果糖、方糖、新鲜水果汁及其他含糖饮料，或一杯脱脂牛奶、一大勺蜂蜜）。孕妈可随身携带一些糖果，用于发生低血糖后的应急处理。

孕妈一旦确诊了妊娠期高血糖，不要紧张，保持心情舒畅，积极配合医生密切观察血糖变化。70% ～ 85% 的妊娠期高血糖可以通过运动、调整饮食将血糖控制在理想范围。每天于餐后 30min 进行中等强度的运动，每次运动 20 ～ 30min 为佳。通过饮食、运动、监测及必要的药物治疗和综合管理，减少并发症，保证母胎安全，获得良好的妊娠结局。

妊娠肝内胆汁淤积症，该做好哪些保健？

知识点

★ 妊娠肝内胆汁淤积症是一种孕期特发性疾病。

★ 定期产检、监测胎动是孕妈患妊娠肝内胆汁淤积症后需要做的事情。

怀孕晚期，孕妈皮肤越来越黄，同时伴随着瘙痒。当出现这种情况的时候，孕妈切不可放松警惕，这可能是患上了妊娠肝内胆汁淤积症。下面科普君就给孕妈讲解一下妊娠肝内胆汁淤积症的知识吧。

 妊娠肝内胆汁淤积症是什么？

妊娠肝内胆汁淤积症是孕晚期出现的一种以皮肤瘙痒和血胆汁酸增高为主的疾病，对孕妇的影响不大，产后很快就可以恢复正常，但是会导致难以预测的胎儿突然死亡。

二 妊娠肝内胆汁淤积症会有哪些症状呢?

（1）发生时间：孕晚期（孕 28 周以后）。

（2）发生部位：手掌、脚掌、脐周等处。

（3）主要症状：最突出的症状就是皮肤瘙痒，包括手掌、脚掌或脐周瘙痒，可逐渐加剧延及四肢、躯干、颜面部。瘙痒程度可有不同，夜间加重。部分孕妈可能出现皮肤黄染，少数孕妈可能出现恶心、呕吐、食欲不振、腹痛、腹泻等。

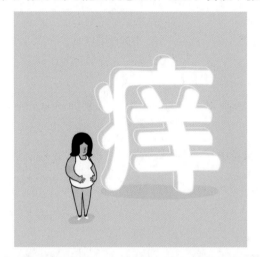

三 妊娠肝内胆汁淤积症可能会有什么危害呢?

（1）对妈妈来说：影响较小。

（2）对胎儿来说：容易导致羊水粪染、胎儿宫内缺氧、胎死宫内、新生儿窒息、早产等。

四 妊娠肝内胆汁淤积症应该如何治疗呢?

（1）休息：适当休息，低脂饮食，增加胎盘血流量。

（2）根据病情需要，遵医嘱服用有效药物改善病情（缓解瘙痒症状，降低血胆酸水平，改善肝功能）。

（3）加强监护，学会正确自计胎动，根据医生评估情况，选择合适的分娩时机及分娩方式。

妊娠肝内胆汁淤积症是孕期一种特发性疾病，且对胎儿有极大的威胁，孕妈在家一定要学会正确自计胎动，这是评估胎儿情况最简便、客观、及时的方法。早期筛查、严密监测、及时处理都可以尽可能地降低风险，使孕妈和胎儿获得更好的预后。

第二章

产期保健

CHANQI BAOJIAN

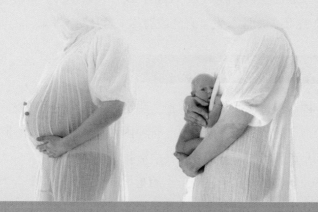

① 阴道流液——破水了，怎么办？

知识点

★ 如果在家出现阴道流液，排除明显的小便因素后，请及时就医。

★ 发生破水不代表立即面临生产。

★ 破水后，应急反应很重要！

孕妈如果在家突然发生阴道流液的情况，千万不要大意，一定要及时就医，让医生来判断如何处理。下面科普君就为大家讲解一下关于破水的知识。

一 什么是破水？

破水，即胎膜早破，指临产前的胎膜破裂。根据胎膜早破发生的孕周分为足月胎膜早破和未足月胎膜早破。达到及超过孕37周发生的胎膜破裂称足月胎膜早破；未达到孕37周，胎膜就发生自然破裂称未足月胎膜早破。

二 发生破水的原因有哪些？

（1）母体因素：母体反复阴道流血、阴道炎、长期使用糖皮质激素、腹部创伤、腹腔内压力突然增加（剧烈咳嗽、排便困难）、吸烟、滥用药物、营养不良、前次妊娠发生早产破水史、妊娠晚期性生活频繁等。

（2）子宫及胎盘因素：子宫畸形、胎盘早剥、宫颈功能不全、有宫颈环扎术史、有宫颈锥切术史、宫颈缩短、先兆早产、子宫过度膨胀（羊水过多、多胎妊娠）、头盆不称、胎位异常（臀位、横位）、绒毛膜羊膜炎、亚临床宫内感染等。

如果在家突然破水了，孕妈及家属千万不要过于紧张，破水不代表马上就会生产，即使出现了肚子疼痛，距离宝宝出生也需要一定的时间。孕妈要做的是立即平躺下来，拨打120，待急救车平车接入就医。如自驾，孕妈则需躺在车后排座位上，抬高臀部，使羊水流出量减少，预防脐带脱垂（脐带脱垂后，脐带受压及外界环境刺激易引发脐血管痉挛，脐血流受阻会导致胎儿急性缺血缺氧、死胎、新生儿窒息、脑瘫等严重并发症）。可选择左侧卧位，以免子宫压迫下腔静脉，增加子宫胎盘血液灌注量，以促进胎儿的氧气供应。家属要做的就是立刻将之前准备好的行李及产检资料带上，保证孕妇平躺着去往医院，剩下的交给专业的医务人员即可。

预产期过了，是在家等还是住院？

知识点

★ 自我监测、按时产检是孕期最重要的事情。

★ 牢记医生的嘱咐，达到入院指征应立即住院。

随着预产期不断临近，孕妈的心情越来越激动。有的预产期过了，宝宝还没有动静，孕妈就会像热锅上的蚂蚁，各种担心。"今天肚子有一点疼，我该不该去医院？什么时候去比较好呢？"相信很多孕妈都会有这样的困惑，下面科普君就给大家讲解一下预产期过了孕妈该怎么办。了解了基本知识后，再结合自身情况慎重考虑，做出初步判断。

一　入院的时间如何判断呢？

有的孕妈拿着医生开具的入院单，却忘记了医生的嘱咐，这种情况并不少见。入院需要注意的事情很多，比如入院的时机，办理入院的手续、地点，缴费的方法，以及准备需要的资料和用品。

1. 择期手术的孕妈

若孕妈有手术指征，并已在门诊与医生约定好手术时间，在此日期前 1～2d 带着产检资料、身份证及生活用品即可办理入院。

2. 等待发作的孕妈

请一定记住医生的嘱咐。不同情况的孕妈终止妊娠的方式不同，入院的指征也不同。比如产检正常、胎心正常的孕妈，入院时间不宜超过 40^{+6} 周；而妊娠期高血糖的孕妈，入院时间不宜超过 39^{+6}；想要阴道试产的孕妈，并非是肚子一疼就入院，也不是阴道一有少量流血就入院，一定是有规律的宫缩后再去医院。并且，初产妇和经产妇的临产发作指征是不一样的。情况繁多，各位孕妈不用劳神——记住，只用牢记医生嘱咐即可。

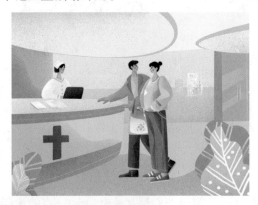

二　过期妊娠有什么危害呢？

平时月经周期规则的孕妇，妊娠时间超过预产期 2 周以上，即超过 42 周还不临产的叫作过期妊娠。对孕妇而言，过期妊娠会增加难产及产道损伤的概率；对胎儿而言，易造成胎儿宫内窘迫、死胎或新生儿死亡。

面对这么严重的危害，各位超过预产期的孕妈也不用过于担心，在家做好监测，定期产检，牢记医生的嘱咐，有异常随时咨询医生。

③ 宝宝快要出生了，要做哪些准备？

知识点

★ 孕晚期就可开始准备待产包，并让伴侣知晓用品放在何处。

眼看就要"卸货"了，心里满怀期待，或忐忑，或担心。如果是经产妇，经历过头胎的手忙脚乱，一定吸取了许多的经验教训，定会得心应手许多。但是，对于许多新手宝爸宝妈，即使做了再多攻略，也难免有疏漏的地方。那么，现在就让科普君给大家提个醒儿吧！

一 待产包中应该准备些什么？

1. 必带物品

夫妻双方的身份证、医保卡，少量现金，孕妇所有的产检资料，并确保伴侣知晓这些用品的放置位置。

2. 产后用品

洗漱用品（脸盆、毛巾、软毛牙刷、牙膏、开衫宽松睡衣裤 2 套、纯棉内裤 4 条、马桶垫等），卫生用品（产褥垫 2～3 包、刀纸 2 提），饮食用品（带弯头的吸管、喝水杯），其他用品（眼罩、耳塞、拖鞋、梳子、收腹带、电动吸奶器、哺乳文胸、少量溢乳垫和出院回家时要穿的衣服、帽子、平底鞋等）。

3. 宝宝用品

喂奶用品、湿巾、棉柔巾、小方巾数条，小盆 2 个，大浴巾 2 条，2～3 套换洗衣物，小帽子 1～2 顶，包布 2 条，纸尿裤 1 包。

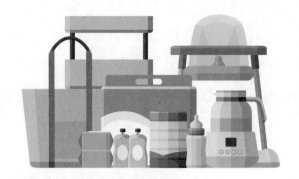

 还有什么是需要注意的?

（1）家属的生活用品可根据实际需要自行准备。

（2）从孕28周开始，孕妈就可以陆续准备待产包里的用品了，并且要让伴侣知晓各个用品的放置位置。待产包准备好后放在显眼的地方，以便突然发动时可以随拿随走，避免措手不及。

（3）最好能提前给宝宝想好名字，这样办理出生证就很方便了!

4 肚子痛！是快要生了吗?

> **知识点**
>
> ★ 了解先兆临产及临产的区别。
> ★ 了解如何判断自己该入院了。
> ★ 了解入院前的准备。

　　"肚子好痛，我觉得我快要生了，怎么办!""哎呀！见红了，这是要生了吗?"这是很多孕妈在临近预产期的真实写照。尤其是第一次怀孕的女性，一边期待宝宝的降临，一边又焦虑宝宝什么时候能出生。一有动静，便会拎着大包小包，风风火火赶到医院，结果医生一检查却说："还早呢!"

各位孕妈，请不要紧张。其实，在临产前，身体会给你们传达分娩信号的。下面给大家科普一下知识点，学会了识别这些征兆，你们就能更加从容地应对了！

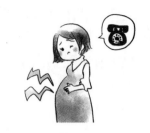

 先兆临床与临床有何区别？

1. 先兆临产（假临产）

（1）不规律宫缩。在分娩前 2～3 周，孕妈可自觉有轻微腰部酸胀、腹部不规则阵痛，强度弱，持续时间短（＜30s），或夜间出现，清晨消失。

不规律宫缩到规律宫缩所需时间不能一概而论，通常经产妇需 1～2d，初产妇可能需 1 周左右。

（2）胎儿下降感。孕妈感觉宝宝像要掉下来了，照镜子发现肚子由西瓜形态变成柚子形态，其实是宝宝入盆了。

（3）见红。见红通常出现在临产前 24～48h，如果尚未出现规律宫缩或破水等征兆，孕妈不要慌张，可以在家中等待临产。

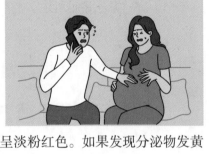

（4）阴道分泌物增多。随着宫颈软化，阴道分泌物不断增多，一般从分娩前的 3 周开始出现，正常情况下分泌物呈蛋清状，也可呈淡粉红色。如果发现分泌物发黄且伴大量气泡，请立刻前往医院排查是否有感染的发生。

2. 临产

（1）规律宫缩：阵痛加强，宫缩 5～6min 1 次，持续 30s 以上，且间隔时间越来越短、持续时间越来越长。

（2）宫颈管消失、宫口扩张。

（3）胎先露进行性下降。

 如何判断入院的时机？

1. 一般征兆

（1）出现规律宫缩。头胎妈妈发现阵痛加剧，每当出现宫缩时，肚子发硬、

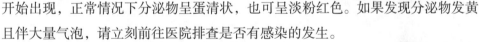

 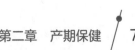

发紧，伴有腹痛、腹胀、腰酸背痛的感觉，而且子宫收缩规律且逐渐增强，随着宫缩加剧，偶尔会有便意感，这时得去办理入院了。

（2）通常经产妇的产程较短，只要发现阴道见红伴有宫缩、下腹坠痛、尿频等，就需要入院待产了。

（3）有急产史者，临近预产期或胎儿已入盆即可提前入院检查。

2. 异常情况，及时入院！

（1）胎膜早破：孕妈请不要随意走动，一定要保持平卧，可抬高臀部，等待急救车的到来。

（2）异常阴道出血：如果有前置胎盘等情况，不管是否有阵痛，都要去医院。

（3）异常腹痛加剧：腹痛剧烈甚至伴有出血时，应及时入院并行 B 超等相关检查。

（4）异常胎动：发现宝宝胎动异常强烈、胎动减少甚至消失，可能发生了胎儿窘迫，需要立即入院。

（5）有妊娠合并症和并发症者在医生指导下及时入院。

5 顺产和剖宫产，应该怎么选？

知识点

★ 具备自然分娩条件的，应尽量选择阴道试产。

★ 有剖宫产指征的选择剖宫产会比较安全。

★ 了解顺产和剖宫产的各自特点有利于孕妈在医生的指导下做出正确的选择。

终于熬过了漫长的孕期，眼看就要"卸货"啦。但不清楚自己适合哪种分娩方式，下面就让科普君耐心地讲解顺产及剖宫产的相关知识吧。

一 顺产的镇痛方式有哪些？

顺产，即自然分娩，它当然是疼的，但是现代医学为各位孕妈发明了镇痛分娩，效果十分不错。如果孕妈还是担心，万一自己达不到使用镇痛分娩的条件该怎么办。其实，除了镇痛分娩这种药物镇痛，还有其他的非药物镇痛方式，如自由体位待产、导乐陪伴、冷热疗法、拉玛泽呼吸法等，这些都可以缓解临产初期的疼痛感。

二 顺产转剖宫产真的很可怕吗？

相信顺产转剖宫产是各位孕妈都不希望遇到的，但是你知道吗，临产后的宫缩对于宝宝来说是非常珍贵的，它可以迅速帮助宝宝的神经系统和呼吸系统走向成熟，且宫缩发作之后的子宫下段更有利于进行剖宫产手术，同时宫缩可降低术后并发症的发生率。

三 如何避免宝宝在生产时被卡住？

生产时最恐怖的莫过于宝宝被卡住了，也就是临床上发生了肩难产。想要避免这个问题，孕妈们在孕期一定要做好两件事：第一，管住嘴，控制胎儿体重，让宝宝能够轻松通过产道；第二，迈开腿，合理运动，增强身体的体能和韧带的弹性。

四 何种情况应该选择剖宫产？

虽然顺产对于母胎固然是好的，但是不论如何选择，安全是大前提。因此，有剖宫产指征的孕妈在医生的建议下选择剖宫产会比较安全。常见的剖宫产指征有：妈妈个子矮小（身高低于 1.4m）；宝宝屁股或者脚在下面（妈妈骨盆的入口处），而不是头在下面；宝宝体重可能大于 4kg；宝宝胎心监护提示缺氧可能；羊水极少，无法耐受宫缩；胎盘完全覆盖宫颈内口；有胎盘植入、胎盘早剥、脐带脱垂等；妈妈本身有严重的基础疾病，如心脏病、神经系统疾病等。怀孕过程中发生的一些疾病也可能增加剖宫产概率，比如重度子痫前期、控制差的妊娠期高血糖、妊娠肝内胆汁淤积症、妊娠合并重症肝炎等。

五 顺产和剖宫产各自的特点是什么？

1. 伤口

顺产顺利的话，可能没有伤口（会阴完整），但也可能有撕裂的小伤口（会阴裂伤）或者为了让宝宝顺利出来的侧切伤口。极少数人会出现会阴三度甚至四度裂伤的较大伤口。剖宫产伤口一般是在下腹部的横形或纵形切口，长度一般在10～14cm，如果是非瘢痕体质且缝合良好的话，横切口可能近乎一条直线或者完全看不出。

2. 疼痛

分娩疼痛一直困扰着每一位想要顺产的孕妈，但现在大多数医院都有分娩镇痛，其能显著地降低生产过程中的疼痛感。顺产结束后，由于产妇一般没有明显伤口，所有产后一般就不存在因为伤口疼痛而无法下床的情况。而剖宫产往往是生产过程不怎么痛，产后就要承受子宫收缩痛和伤口痛了。

3. 阴道松弛

其实阴道松弛在怀孕晚期就开始出现了。不管是顺产还是剖宫产，体内激素都会提前做好准备，使骨盆缝变宽，阴道扩张，以利于胎儿通过。因此，不管是顺产还是剖宫产，怀孕对阴道松弛和盆底肌的损伤都是差不多的。产后多注意盆底肌的锻炼，坚持做凯格尔运动，阴道的松紧度是可以恢复的。

4. 宝宝的智力

顺产儿和剖宫产儿是否有智力上的差异，目前无明确结论。但可以确定的是，顺产对宝宝身体健康更有利。子宫的规律收缩加上产道的挤压，有利于胎儿出生后建立自主呼吸，降低新生儿窒息、湿肺等呼吸系统疾病的发生率。同时，因神经和感觉器官受到刺激，对宝宝的发育也有帮助。

5. 潜在风险

剖宫产潜在的风险有大出血、术后伤口感染、损伤周围脏器、下次怀孕凶险性前置胎盘可能、以后有腹壁子宫内膜异位症可能等；顺产则可能有长时间阵痛、产道损伤及胎儿缺氧等情况发生。

虽然顺产和剖宫产都有各自的优缺点，但在医学上我们建议凡没有顺产禁忌的孕妈，都应该试一试顺产哦！

6 分娩镇痛到底好不好？

知识点

★ 理想的分娩镇痛对促进自然分娩有重要作用。

★ 小剂量麻醉性镇痛药和低浓度局部麻醉药联合用于腰部麻醉或硬膜外镇痛是首选的组合。

★ 分娩镇痛的目的是有效缓解疼痛，也有利于增加子宫血流。

分娩镇痛已经越来越为大家所熟知，其镇痛效果虽好，但也伴随着孕产妇的一些担忧，比如"麻醉药对宝宝真的没有危害吗？""听说有的妈妈打了镇痛剂之后一直腰痛""听说镇痛后会没有宫缩了""听说有的人打了镇痛剂又转剖宫产了！""听过有的人打了镇痛还是疼！"为了让各位孕妈对分娩镇痛有更加科学的认识，下面科普君就为大家详细讲解分娩镇痛的知识吧。

一 分娩到底有多痛？

有人说分娩的痛是人类可以承受的疼痛程度的最高一级，有人说分娩的痛仅次于烧伤痛，也有人说分娩的痛就像连续的棒击痛。我们也曾看到有的男性在体验分娩疼痛的时候坚持到 4 级就哇哇大叫了。是的，自然分娩真的非常痛！

这种剧烈的产痛也会成为一种恶性刺激，引起产妇的应激反应，对产妇和胎儿都有伤害，孕产妇都应享有减轻疼痛的权利。所以，有效的镇痛方法是对女性分娩疼痛的应对和人性化的关怀。

二 最有效、安全的分娩镇痛方法是什么？

硬膜外镇痛，一种经硬膜外隙转入低剂量的局部麻醉药和阿片类药物的混合液，使产妇在产程中能够保持清醒并且自由行走活动的椎管内镇痛技术。在孕妇的腰部注入麻醉药与产妇日后的腰痛没有直接的因果关系，腰痛往往是由不良姿势及劳累引起的。使用镇痛前会对孕妇的各方面进行评估，并行相关的检查。减轻疼痛的前提是保障安全。相对于口服、肌内注射、静脉注射等其他给药途径，硬膜外镇痛所用药物不直接进入血液循环，不会对胎儿产生任何不良影响。

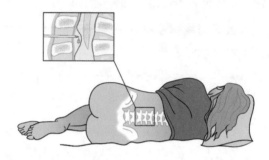

三 分娩镇痛真的不疼吗？

医学上的分娩镇痛，俗称"无痛分娩"，但并不是说完全无痛。国内普遍采用的分娩镇痛是把分娩疼痛从 10 级的剧烈疼痛降低到 3 级左右的轻微疼痛，这类似女性月经痛，是广大女性完全可以忍受的。

四 使用分娩镇痛会影响产程吗？

宫口从规律收缩开始到开全，一般需要十几个小时，长时间的疼痛正是很多孕妈无法坚持到最后的原因。分娩镇痛在很大程度上减轻了这一过程的疼痛感，也增加了孕妈的舒适度。各位孕妈可以在这一阶段散步、走路、使用分娩辅助用具、听音乐、和家属聊天、正常进食等。因此，分娩镇痛不仅不会影响产程，反而会在产程中给孕妈很多正向的鼓励与支持。

五 如果使用了分娩镇痛，又不得以转剖宫产，是不是亏大啦？

阴道试产一旦出现危及产妇及新生儿生命安全的情况，必须立即终止。如果短时间内不能实现阴道分娩，就只能选择剖宫产了。如果此时妈妈已经使用了分娩镇痛，就可以从留置的硬膜外导管注射局部麻醉药快速达到手术麻醉的效果，因此，对于抢救时的争分夺秒而言，一点也不亏。

 分娩镇痛前要准备什么？

1. 少食

临产前，产妇的消化系统反应比较缓慢，如果吃得过多或吃了不易消化的食物，则很容易在分娩时呕吐。若呕吐物返流，会导致窒息和肺炎，这是非常危险的。所以准妈妈们在分娩前几天不要暴饮暴食，相反要适当节食，吃些利于消化的食物。

2. 多喝水

多喝水能够平衡血糖，减少血压不稳定的危险性。可以喝些略咸的汤水来补充盐分，还可以喝些含糖的饮料。

3. 放松心情

保持乐观的心态，不要过于紧张、忧虑，应该放松心情，对医生和护士有信心。良好的心态能使精神和肌肉放松，促使生产顺利。

使用分娩镇痛了，还需要学习拉玛泽呼吸法吗？

知识点

★ 拉玛泽呼吸法是非药物镇痛法的主要方法之一。

★ 方法简单易懂，适用于任何孕妇。

★ 建议与伴侣共同提前学习。

关于镇痛的方法，除了大家熟知的硬膜外镇痛外，还有最简单易行的非药物镇痛法——拉玛泽呼吸法。很多试过的孕妈们都是这样形容拉玛泽呼吸法的——"集中注意力呼吸，慢慢地就没那么痛了，很神奇！"是不是真的有那么神奇？下面科普君就好好跟大家介绍介绍。

 一　什么是拉玛泽呼吸法？

拉玛泽呼吸法是孕妇在分娩前使用的一种锻炼方法，也被称为心理预防式的分娩准备法。孕妇从孕 28 周起一直到分娩，可由经正规培训的助产士进行示范指导后，通过反复训练形成反射，使其在感受宫缩开始时能够自主调整呼吸模式并放松全身肌肉，将注意力集中在对呼吸的控制上，使宫缩频率与呼吸频率相互协调一致，而达到缓解疼痛的目的。拉玛泽呼吸法是经过多年的临床观察并被证实有效的非药物镇痛方法之一。

 二　拉玛泽呼吸法有哪些好处？

（1）使孕妇的注意力集中在对呼吸的控制上，从而转移疼痛，使肌肉自然放松，从而达到缓解疼痛的目的。

（2）提高孕妇对分娩知识的了解，减少对分娩的陌生及恐惧感，增加分娩的信心，降低由心理因素引起的非医学指征剖宫产。

（3）可减轻分娩疼痛，缓解孕妇的焦虑心理，达到加快产程并减少产后出血、胎儿窒息等并发症的目的。

（4）夫妻共同练习的过程可增进夫妻感情。

（5）通过控制呼吸及肌肉，可减少会阴撕裂伤。

三　学习拉玛泽呼吸法需要什么样的环境条件？

（1）舒适的环境。

（2）轻柔的音乐。

（3）柔和的灯光。

（4）孕妇保持愉快的心情。

（四）拉玛泽呼吸法具体怎么操作？

（1）孕妇感受到规律的宫缩时，开始进行廓清式呼吸（腹式呼吸）。此时宫口开大 0 ～ 3cm，宫缩间隔时间为 5 ～ 6min，每次持续约 30s。廓清式呼吸要点如下。①方法：缓慢用鼻子深吸一口气至腹腔，再缓慢用嘴呼出。②具体步骤：吸（默数 1、2、3、4）—呼（默数 1、2、3、4）。

（2）孕妇感到宫缩变得密集，持续时间也延长，此时廓清式呼吸已经不能缓解疼痛了，可以开始进行胸式呼吸。此时宫口开大 3cm 以上，宫缩间隔时间为 4 ～ 5min，每次持续 30 ～ 50s。胸式呼吸要点如下。①方法：身体完全放松，眼睛注视一个定点，鼻吸嘴呼，腹部保持放松状态。②具体步骤：吸（默数 1、2、3、4）—呼（默数 1、2、3、4）。

（3）孕妇感觉宫缩变得难以承受，此时开始进行浅而慢的加速呼吸。此时宫口开大 4 ～ 8cm，宫缩间隔时间为 2 ～ 4min，每次持续约 60s。浅而慢的加速呼吸要点如下。①方法：呼吸频率缓慢变快，保持一段均匀而快速的呼吸平台期后，再有控制地变慢。②具体步骤：吸（默数 1、2、3、4）—呼（默数 1、2、3、4）—吸（默数 1、2、3）—呼（默数 1、2、3）—吸（默数 1、2）—呼（默数 1、2）—吸（默数 1）—呼（默数 1）—吸（默数 1）—呼（默数 1）—吸（默数 1）—呼（默数 1）—吸（默数 1、2）—呼（默数 1、2）—吸（默数 1、2、3）—呼（默数 1、2、3）—吸（默数 1、2、3、4）—呼（默数 1、2、3、4）。

（4）孕妇宫口近开全时，可以开始烫嘴式呼吸。此时宫口开大 8 ～ 10cm，宫缩间隔时间为 1 ～ 2min，每次持续 60 ～ 90s。烫嘴式呼吸要点如下。①方法：气流在喉咙交换，发出"嘶"的声音。②具体步骤：吸（默数 1）—呼（默数 1）。

（5）当孕妇宫口开全，宝宝的头即将娩出，这时一定要控制用力，腹部不要用力，并做哈气呼吸。哈气呼吸要点如下。①方法：身体放松，不要用力。②具体步骤：吸（默数 1）—呼（默数 1），然后短暂地发出"哈"的声音。

8 伴侣如何进行分娩期的有效陪伴?

知识点

★ 分娩期的有效陪伴可以加强孕妇分娩时的信心，提高顺产成功率。

★ 关键时刻可以提高决策率，减少分娩时的风险。

★ 共同面对生育压力，增进夫妻间的感情。

是不是有很多宝爸在宝妈分娩的时候总想做点什么，却又不知从何下手，左走走，右晃晃，关键时刻干着急。其实，宝爸们在分娩期起到至关重要的作用。下面就由科普君来教大家怎么做高质量宝爸吧。

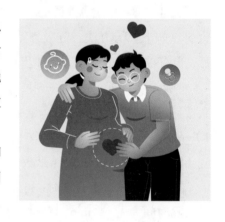

宝爸可给予宝妈持续的生理、心理支持和生活照顾，帮助宝妈完成角色转换，缓解她们紧张和焦虑的情绪，帮助她们做出正确决策，增强其分娩信心。

一 协助宝妈使用自由体位

在宫缩开始时，宝爸可协助宝妈持站立位，让宝妈站在床尾，双腿略微张开，双手扶床尾护栏，身体保持前倾，左右晃动臀部；或持蹲位，两脚平放地面，并向两侧分开蹲下；或持跪位，双膝跪在地板或床上，前倾趴在枕头分娩球上，使臀部略高于肩部，同时，宝爸及助产士协助宝妈调整到较为舒适的姿势。

逐步采取卧、走、立、坐、跪、蹲位，使产妇骨盆与胎位处于相对变化的过程可在产程中发挥积极的作用。宝妈应主动关注自己的感觉，避免长时间的固定体位导致局部受压缺血。

 协助宝妈使用分娩球

宝爸协助宝妈在宫缩间歇期坐在分娩球上，跟随球来回晃动身体、缓慢弹坐或旋转。这样可以按摩盆底肌，减轻会阴不适，配合呼吸运动可放松全身，缓解腰骶部不适。

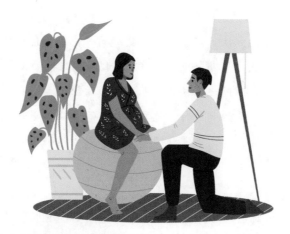

三 **学习拉玛泽呼吸法**

在孕期，宝爸可以和宝妈一起学习拉玛泽呼吸法。临盆后，宝爸可以通过指导宝妈的呼吸，帮助宝妈顺利渡过艰难的宫缩期。不仅如此，宝爸的悉心陪伴也会让宝妈感受到满满的爱意，极大地缓解宝妈的紧张情绪，从而有效缩短产程。

9 生产时如何用劲？

> **知识点**
>
> ★ 学会正确的用劲方法可以帮助孕妇更加高效地完成自然分娩。
>
> ★ "用长劲"要点：深吸一口气，憋住，利用膈肌推动腹部往肛门处发力，且持续一段时间，劲快用完后，缓缓放松。
>
> ★ 当助产士说"不要用劲"时，就要张口哈气，不要使用任何腹压；如果说"用短劲"，意思就是浅吸一口气，劲要用一下停一下。

在产程中，当孕妈宫口开全，胎儿先露位置到达一定水平时，助产士会告诉孕妈："现在宫缩来了，你要配合我好好使劲哦。"可是，很多孕妈在进入产程的最后阶段已经筋疲力尽了，不知道该如何执行助产士的指令。下面，科普君就为大家详细讲解一下生产时用劲的要点。

在指导孕妈如何用劲的措辞上，助产士们已经创造出了很多生动形象的说法，比如"脚蹬手提""眼睛看肚脐眼""像解大便一样""像便秘了解大便一样""腰贴床，屁股往下送"等。但是，孕妈们真的能够在焦头烂额，又没有提前"备课"的情况下执行到位吗？事实证明，还真得在头脑清醒的时候做好功课，等到要用的时候才能事半功倍。

首先，用劲不是随便用的。如果宝宝的头还未出，而孕妈的宫口又没有充分打开，这个时候如果想让宝宝快点出来而开始用劲，很容易造成宫颈水肿，影响产程的进展。所以只有在助产士进行评估后告知可以用劲了，才能够用劲。

其次，无论是助产士的哪种指令，其目的都是为了让孕妈的力量用在腹部直达肛门处。孕妈可以深吸一口气，憋在胸腔，再利用膈肌的推动作用，使劲往下发力。腹部的力量不要往上用，要往肛门处发力，而且力量的持续时间越长越好。

孕妈在孕期可以适当地感受下这种发力，但是不要太使劲，以免引起宫缩。

最后，在分娩过程中，除了"用长劲"，还有"不用劲""用短劲"的说法。宝宝的头缓慢通过会阴口时，助产士的手会控制宝宝的头缓慢而均匀地娩出。这个时候助产士会根据胎头出来的速度指导孕妈"不用劲"或者"用短劲"。而这个时候，因为胎头撑满了整个会阴口，孕妈会本能地想要一股脑儿把头娩出以尽快解除疼痛。但是，这样可以吗？当然是不可以的！胎头短时间内快速娩出有可能会造成新生儿产伤，比如颅内出血；而对于妈妈而言，也可能造成会阴严重撕裂，累及肛门甚至直肠。所以，当助产士说"不要用劲了"，孕妈就要张口哈气，不要使用任何腹压；如果说"用短劲"，意思就是浅吸一口气，劲要用一下停一下。孕妈一定要配合助产士让宝宝的胎头均匀且慢地娩出。

听说产后有各种痛，是真的吗？

知识点

★ 正确认识产后疼痛，生产没那么可怕。

★ 产后早期活动可以促进产后恢复，减少疼痛。

★ 遵医嘱使用镇痛药，和疼痛说"再见"。

很多适育年龄的女性朋友，是不是因为产后各种疼痛或多或少对生育有些恐惧呢？害怕疼痛是一件很正常的事情，但也要正确认识产后疼痛，其实它并没有那么可怕！跟着科普君来了解一下吧！

1. 宫缩痛

对于规律宫缩或使用宫缩素，以及母乳喂养、产后下床活动等引发的宫缩疼痛，宝妈们要学会使用拉玛泽呼吸法，重复数次可使紧张的肌肉放松，缓解焦虑情绪。也可以听一些旋律优美的音乐来分散注意力。必要时可在医生的指导下使用镇痛药，不用过分强忍。

2. 侧切痛

产后 24h 内可给予冰敷，24h 后可使用红外线照射联合硫酸镁湿敷缓解，并促进创面愈合、提高舒适度、减少感染的发生率。也可取健侧卧位，减少恶露对伤口的刺激、避免局部压迫造成血液循环不良。保持伤口清洁和干燥，防止由于感染而加重疼痛症状。

3. 腹部伤口痛

休息时可将床头抬高 15°～30° 以减轻腹部伤口的张力，从而减轻伤口的疼痛感。保持伤口清洁和干燥，不要弄湿伤口。疼痛难忍时，可在医生的指导下使用镇痛药。

4. 肩颈酸痛

避免久站久坐，适度活动，避免长时间抱娃。疼痛处给予热敷以改善血液循环，放松肌肉组织，注意保暖。

5. 痔疮痛

多做缩肛运动，提高肛周肌肉张力。进食富含膳食纤维的食物，保持大便通畅。红外线照射联合硫酸镁湿敷、遵医嘱使用痔疮药等均有助于消肿止痛。

6. 乳房胀痛

指导新生儿多吸吮，及时排空乳房。保持正确的哺乳姿势，防止乳头被吸破，如乳头破损可适当涂抹乳汁予以保护。

正确认识疼痛，积极面对，正确处理，产后疼痛也没那么可怕。

11 产后痔疮痛，谁来帮帮我？

> **知识点**
>
> ★ 健康的生活习惯可在一定程度上避免患上痔疮。
> ★ 产前、产后都有可能患上痔疮。
> ★ 痔疮也是病，积极治疗才可缓解病情。

很多宝妈在怀孕期间或者产后，痔疮越来越严重，脱肛、肛门痛、出血，苦不堪言！下面就让科普君来带大家正确认识痔疮吧！

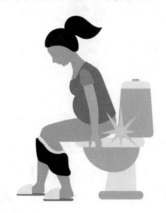

一 什么是痔疮？

痔，俗称痔疮，是直肠下端的肛垫出现了病理性肥大，根据发生部位的不同，痔可分为内痔、外痔和混合痔。而产后痔疮是产妇常见并发症，其发病机制主要为产后腹压升高、子宫增大，导致静脉受压而引发回流受阻。

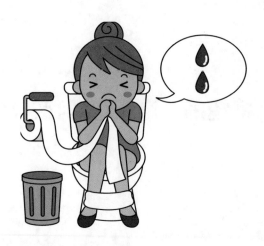

二 痔疮的危害有哪些?

痔疮产生的不适感会对产后恢复、母乳喂养及产妇的精神状态造成各种不良影响。

三 产后痔疮痛该如何缓解?

多项实践研究表明,采用红外线照射联合硫酸镁湿敷的治疗方案,可有效促进局部微循环的改善和痔疮水肿的消退。原理如下。

(1)红外线照射:可形成大量热量,对局部组织的新陈代谢及血液循环有良好的促进作用,进而发挥消除炎症及促进再生的效果。

(2)硫酸镁湿敷:硫酸镁溶液中的硫酸根离子与镁离子具有良好的吸水性,可有效吸收病灶组织中的大量水分,并与肾血管平滑肌中的受体结合,通过阻滞机体中钙离子的生成来抑制交感神经递质的释放,从而促进局部血液循环。

(3)联合使用:将红外线照射与硫酸镁湿敷联合应用在产后痔疮的治疗中可以改善痔疮局部的血液循环,缓解疼痛,减轻患者的痛苦。该方法比一般的痔疮膏起效更快,能更快速、有效地缓解疼痛。

四 饮食需要注意些什么?

多吃新鲜的蔬菜、水果,不要吃辛辣、刺激、油腻的食物,不要吸烟,不要喝酒。良好的生活习惯对于痔疮的康复有很好的效果。

我的盆底肌到底会有什么损伤？

知识点

★ 加强盆底肌训练可减少产时盆底肌的损伤。

★ 产后盆底肌训练联合电刺激治疗能明显改善盆底肌的功能。

★ 及时、长期地进行盆底肌锻炼可减少相关疾病的发生。

产后漏尿是必然的吗？是不是剖宫产就不会损伤盆底肌呢？盆底肌损伤了还能修复吗？会不会影响生活质量呢？宝妈们对盆底肌的疑惑是不是有很多？下面就由科普君来带大家了解盆底肌吧！

一 盆底肌是什么？

女性的盆底肌主要由肌肉和筋膜组成，它像吊床一样在会阴肛门处托起膀胱、子宫、直肠等盆腔器官，维持正常的解剖位置，同时还参与了控制排尿、控制排便、维持阴道的紧缩度、增加性快感等多项生理活动。

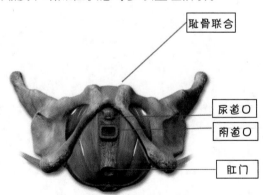

耻骨联合

尿道口

阴道口

肛门

二 盆底肌是如何损伤的?

怀孕的时候，腰部会向前突出，腹部向前鼓起、向下突出，重力轴线向前移，腹腔压力和盆腔脏器的重力指向盆底肌，同时子宫的重量日益增加，盆底肌处在持续受压状态而逐渐松弛。分娩时，胎儿娩出造成的肌肉筋膜及神经急性机械损伤又会直接对盆底肌造成不同程度的损伤。剖宫产也不能避免妊娠过程中的盆底肌损伤。

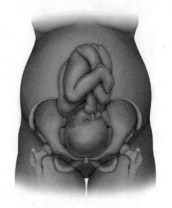

三 盆底肌该如何锻炼呢?

（1）腹式深呼吸训练。产妇去枕取平卧位，双手平放于腹部，深吸气的同时腹肌收缩，呼气时腹肌放松。

（2）提臀肌训练。嘱产妇收缩盆底肌群，而后提臀，同时配合呼吸频率收缩腹肌及臀部肌肉，在提臀时配合提肛肌训练，每次维持 5s。每组 10 次，每天 2 组。

（3）坐立提肛训练。产妇坐于床边或椅子上，双手叉腰，双足交叉，站立时收缩上提肛门，维持 5s 后，坐下并放松。每组持续 15min，每天 3 组。

（4）收缩会阴及肛门训练。嘱产妇排空尿液后平卧，于深吸气时收缩肛门及会阴部 5s，然后放松，呼气。每组 5 次，每天 3 组。

锻炼的同时还可辅以其他物理治疗以减少远期压力性尿失禁和女性盆底功能障碍疾病的发生。

13 如何改变旧思想，科学"坐月子"？

知识点

★ 树立正确的"坐月子"观念，科学"坐月子"。

从怀孕到分娩，女性的身体发生了很大的变化，生殖系统及乳房的变化最为明显。宝宝虽然降生了，但妈妈的机体还要经过一段时间才能复原，这其实与民间所说的"月子"是比较吻合的一个时间段。但是是不是必须要做到"不洗澡，不洗头，不刷牙，不下床"呢？下面科普君就来跟宝妈们讲解一下如何科学"坐月子"吧。

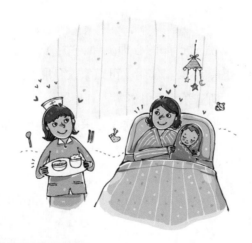

一 何为"月子"？

"月子"是一个通俗的概念，它的医学术语叫"产褥期"，即胎儿、胎盘娩出后产妇身体、生殖器官和心理方面调适复原的一段时间，需 6～8 周，也就是 42～56d（传统的"月子"只是产褥期的前 30d）。

二 "坐月子"时应该注意哪些内容？

1. 卫生方面

每天定时开窗通风，勤打扫，减少探视次数。每天可用软毛牙刷刷牙，进餐后可用温水漱口，保持口腔清洁，可定期洗澡（禁止盆浴）、洗头，注意保暖，及时擦干，谨防感冒。避吹冷风，但切勿捂汗，出汗后及时更换湿衣。

2. 活动方面

注意休息，适当卧床，禁止绝对卧床。适当活动可以加快新陈代谢。避免提重物，以防脏器脱垂。产后10d后可适当增加活动量，在能力范围内学习简单的产后康复运动。

3. 饮食方面

保证食材新鲜，品种多样。多喝水可有利于产妇的新陈代谢。多吃蔬菜、水果，保证蛋白质及谷物的适量摄入，不可过量。避免大鱼大肉，避免喝过多油汤，不要暴饮暴食、盲目滥补。

4. 母婴方面

多和婴儿亲密接触，尽量坚持母乳喂养，以利于母婴关系的建立。

5. 心理方面

家属应多关注产妇，注意产妇的心理疏导。"月子"期间产妇的情绪波动可能比较大，容易感到焦虑、不安、郁闷，可跟家人、朋友或医生沟通，做一些自己喜欢的事情，如听歌、听音乐、看电影等。一般1～2周情绪会逐渐恢复正常，如果4周后产妇还感觉心里特别难受，建议寻求心理医生的帮助。

6. 其他方面

避免过早同房，哺乳期也要注意避孕。

"月子"期间家属们一定要用心呵护产妇，照顾产妇的心理变化。祝愿每个妈妈都有一个科学而又开心的"月子"。

母乳喂养是宝宝和妈妈的最佳选择吗？

> **知识点**
>
> ★ 充分了解母乳喂养的益处。
> ★ 了解正确的母乳喂养姿势是关键。

每位妈妈都想把最好的东西给予自己的宝宝，母乳就是宝宝最好的食物。哺乳的过程能感受母性的伟大，同时也会有很多担忧。担心自己的宝宝吃奶时间不够长，吃完奶还总是哭闹。宝宝睡觉频繁醒，是不是没吃饱？喂奶过程中喜忧参半，下面科普君就来跟妈妈讲解一下母乳喂养相关知识吧，希望能减少各位妈妈的担忧。

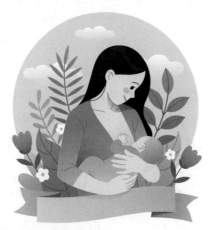

 母乳喂养有何益处？

1. 对妈妈的益处

（1）宝宝的吸吮能够促进妈妈分泌催产素，促进子宫收缩，帮助减少产后出血，加快产后康复。哺乳让妈妈每天多消耗 500kcal 的能量，可帮助消耗孕期积累的脂肪，促进形体恢复，降低发生乳腺癌、卵巢癌的风险。

（2）降低发生糖尿病、高血压等慢性疾病的风险。

（3）成功的母乳喂养会增强妈妈的自信心，降低发生产后焦虑、抑郁的风险。

（4）增强亲子互动，促进亲子关系的形成。

（5）减轻家庭经济压力。

2. 对宝宝的益处

（1）母乳能满足 6 个月内宝宝生长发育所需的全部营养，6 个月后母乳仍是宝宝能量和高质量营养素的重要来源。

（2）母乳易消化吸收，能促进宝宝肠道健康发育。

（3）母乳中含有多种免疫成分，能减少宝宝患呼吸道感染、腹泻、中耳炎等疾病的可能。

（4）母乳喂养能促进宝宝大脑和智力的发育。

（5）母乳喂养能降低宝宝患变应性疾病如哮喘、湿疹等的风险。

（6）母乳喂养还能降低宝宝未来患肥胖、高血压、糖尿病等疾病的风险。

二 如何正确识别宝宝的需求信号？

母乳喂养最需要注意的就是"按需哺乳"。所谓"按需哺乳"，是指妈妈观察宝宝的哺乳需求信号，及时给予回应，不要等宝宝哭了才想起来要哺乳。最简单的方法是宝宝醒来有寻乳表现或妈妈感觉乳房胀了，就可以试着哺乳。

妈妈可以观察宝宝的哺乳需求信号，早期信号如睡醒了吃手、找乳头等，此时是哺乳的最佳时机。如果没有及时回应，宝宝最终只能使出"撒手锏"——大哭。哭闹时的哺乳效果较差，易导致宝宝出现肠胀气等问题，应该先安抚宝宝再哺乳。所以，妈妈要仔细观察宝宝，给予及时的回应，这会让哺乳变得简单一些。

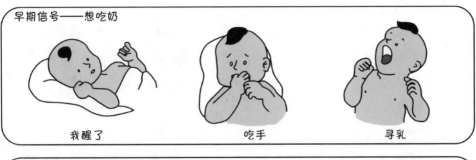

早期信号——想吃奶

我醒了　　　　　　　吃手　　　　　　　寻乳

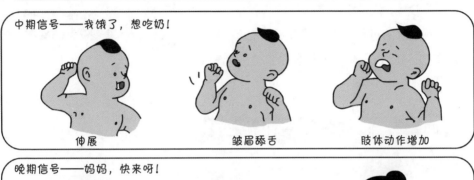

中期信号——我饿了，想吃奶！

伸展　　　　　　　皱眉舔舌　　　　　　肢体动作增加

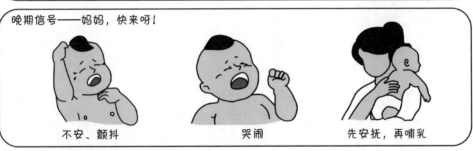

晚期信号——妈妈，快来呀！

不安、颤抖　　　　　哭闹　　　　　　先安抚，再哺乳

三 如何正确地进行哺乳？

1. 操作要点

（1）妈妈身体放松，找到让自己舒适的位置。

（2）可以使用哺乳枕、脚垫等辅助工具，以提供后背、手肘、腿部的支撑。

（3）让宝宝的头、身体在同一直线上，不要扭曲。

（4）让宝宝身体贴近妈妈，宝宝的脸对着妈妈的乳房，鼻尖对着乳头，引导宝宝自然微仰寻乳。

（5）妈妈需要托住宝宝的头部、肩部和臀部。

2. 喂养姿势

（1）摇篮式。

（2）交叉式。

（3）环抱式。

（4）侧卧式。

3. 含接姿势

所谓含接，就是指宝宝含住妈妈乳房进行有效吸吮的过程。哺乳时需要让宝宝张大嘴巴，将乳头和大部分乳晕都含入口中。

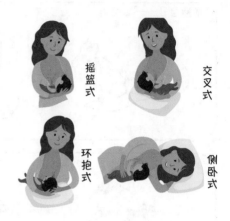

摇篮式　交叉式　环抱式　侧卧式

四　哺乳时的注意事项有哪些？

1. 宝宝胃容量小，宜少食多餐

宝宝刚出生时胃容量小，每顿只能吸食几毫升乳汁。应少食多餐，避免过度哺乳。

2. 频繁哺乳，以促进泌乳

最初每天需要哺乳 12 次以上，有时宝宝每隔 30min 就需要进食 1 次。频繁哺乳能让妈妈的乳房得到充分有效的刺激，以促进乳汁的分泌。一般从产后第 3 天开始，随着进食量增加，哺乳间隔会延长。在产后的第 1 个月，妈妈通常需要每天喂奶 8 ～ 12 次。

3. 看宝宝，不要看钟表

每对母婴都是独特的，最初几天每次哺乳短则十几分钟、长则持续 1h。如果哺乳时妈妈和宝宝都没有感到不舒服，可以持续哺乳，让宝宝自己停下来。妈妈无须过于纠结哺乳时间的长短，顺应宝宝的需求即可。如果哺乳时间较长，妈妈也不用过于担心。通常在 3 ～ 6 个月大时，宝宝的吸吮效率会显著提高，每次的哺乳时间也会缩短。

喂养是养育宝宝时最重要的事情之一，让宝宝健康成长是妈妈爸爸最大的期望。母乳喂养不仅是宝宝最佳的喂养方式，还能够帮助妈妈产后恢复，保障远期健康，同时还是联系妈妈和宝宝的情感纽带。

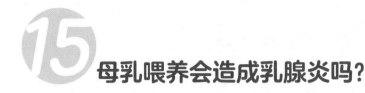

母乳喂养会造成乳腺炎吗？

知识点

★ 乳汁淤积常是乳腺炎的起因。

★ 疲惫和心理压力过大也容易引起乳腺炎，需家属理解及协助。

★ 频繁且有效地排空乳房可以预防乳腺炎。

★ 若反复发热、乳房疼痛，除遵医嘱行抗感染治疗外，还需对症处理，缓解不适。

新手妈妈熬过最初"鸡飞狗跳"的日子，渐渐步入正轨，享受初为人母的幸福时光。然而，随之而来的乳腺炎又会让母乳妈妈花容失色、心力交瘁。"宝宝有吸吮母乳，为什么还会引起乳腺炎呢？""乳房这么痛，该如何缓解？"不要着急，下面就让科普君耐心地一一解答。

一 乳腺炎有什么症状？

乳房一般有局部压痛、肿胀，妈妈有发热（体温高于 38.5℃）、畏寒与全身酸痛的症状。

二 哪些原因会引起乳腺炎？

（1）乳汁淤积。

（2）乳头损伤，尤其是合并感染。

（3）不常哺乳、不按时哺乳。

（4）含乳不良，乳汁无法有效排出。

（5）母亲或婴儿生病。

（6）乳汁分泌过多。

（7）太快停止哺乳。

（8）乳房受到压迫（如穿着不合适的内衣等）。

（9）乳腺管堵塞。

（10）妈妈疲惫，心理压力大。

三 如何处理乳腺炎？

1. 频繁且有效地排出乳汁

（1）鼓励母亲频繁哺乳，从患侧开始。

（2）若因疼痛无法诱发乳汁排出，可改由非患侧开始，诱发乳汁排出后立即转换至患侧。

（3）将婴儿的下巴或鼻子对准阻塞处，有助于患侧引流。

（4）哺乳后，用手或吸乳器将残余的乳汁挤出。

2. 支持疗法

哺乳期乳腺炎的诱因有产后疲劳、情绪波动大、抵抗力低下等，所以患病期间充分休息是关键。有些妈妈说："每隔几个小时就要喂奶，连觉都睡不了，怎么休息得好？"那么这个时候，家人的支持就很重要了，请家人承担起不必妈妈亲手做的事情，让妈妈得到充分的休息！

3. 退热舒缓

哺乳期乳腺炎还有一个特点是反复发热。疼痛会抑制排乳反射。除遵医嘱进行抗感染治疗外，还需要对疼痛进行对症处理，以缓解不适。比如：①温敷，在哺乳前和哺乳过程中，对发炎部位进行温湿敷；②冷敷，在哺乳或吸奶器泵奶之后，对患处进行冷敷以减轻疼痛和水肿。

四 如何预防乳腺炎？

（1）改善宝宝的含乳方式，有效处理乳房肿胀，不限制哺乳。若宝宝吸吮没有解决乳房肿胀，可以用手挤奶，一定要排空乳房。

（2）识别早期的症状和体征，如疲劳、发热、发冷、乳房发红。一旦发现乳汁淤积的征兆，就要做到多休息，并增加喂养频率。如果症状在 24h 内没有改善，需及时就医。

（3）注意哺乳时遇到的其他困难，如乳头受伤、宝宝哭闹及奶水不足等。

（4）妈妈视需求寻求协助。家人的支持能让妈妈得到充足的休息。

母乳喂养造成乳头皲裂，怎么办？

知识点

★ 了解乳头皲裂的预防和处理方式。

乳头皲裂往往是母乳喂养失败的重要原因。为保证母乳喂养的有效性，延长母乳喂养持续的时间，下面科普君就向大家介绍下如何预防及有效处理乳头皲裂。

一 乳头皲裂的原因是什么？

乳头皲裂的高发期为产后 72h 内，常见原因有含接不良、婴儿或吸乳器吸吮过猛和婴儿口腔感染含乳。也有可能因为新生儿舌系带过短、舌头圆钝，吃奶时不能有效包裹乳头和乳晕，导致不能有效吸吮，从而造成乳头皲裂。

二 乳头皲裂的分级有哪些？

一级：表皮完整，能感觉到疼痛或有刺痛感，可能出现发红、瘀斑、肿胀。

二级：表皮有组织破损，主诉疼痛，可能出现磨损、浅裂口或裂缝、压痕、血肿、浅溃疡。

三级：局部有深度创伤，有皮肤破损（包括表皮层到真皮层的损伤）。可能出现深裂痕、水疱、深度溃疡和严重的破损。

四级：整个乳头有深度创伤，有更深的真皮层损伤。

三 哺乳时乳房疼痛，该如何处理？

乳头损伤如处理不当可由一级逐渐发展为四级。真皮层损伤后极易造成细菌感染，同时伴有刀割样疼痛和拒绝触碰的强烈反应，使得有些宝妈因此放弃哺乳。因此，产妇哺乳时感到乳头疼痛应及时、积极处理。

1. 调整不良哺乳姿势

先检查宝妈的喂养姿势是否正确，再检查婴儿含接乳头的姿势及松开乳头的姿势是否正确。

如果答案是否定的，那一定要先解决以上问题。

婴儿含接乳头的正确姿势：婴儿嘴张大，下唇外翻，舌呈勺状环绕乳晕，面颊鼓起呈圆形，慢而深地吸吮，有吞咽动作或声音。松开乳头的正确姿势：食指轻轻按压婴儿的下颌，慢慢中断婴儿的吸吮动作，在其嘴巴呈放松状态时，轻轻拔出乳头，避免乳头被过度牵拉。

2. 避免空吸时间过长

一般空吸不得超过 10min。如果哺乳数分钟后，将婴儿抱开检查乳头时发现乳头变得苍白或扁平，或者形成圆形的乳头顶端和扁平的底部，则说明是无效含乳。此时可以其他形式给予婴儿充分的营养补充，以减少空吸时间。

四 如何处理乳头皲裂？

对于一级、二级乳头皲裂，可在每次哺乳完毕后用乳汁涂抹整个乳头，如效果不佳，可用羊毛脂或橄榄油涂抹。皲裂严重时，每隔 3～4h 涂抹 1 次，同时使用乳头保护罩。出现乳头糜烂时应减少使用乳垫，使乳头保持干燥。如果妈妈可耐受，仍然可以坚持哺乳，但需要在每次哺乳前，用温毛巾热敷乳房，适当牵拉乳头，让乳房达到蓬松、柔软的状态，再进行哺乳。这样可以减轻哺乳时的疼痛感。

对于三级、四级乳头皲裂，可涂抹红霉素软膏，每隔 3～4h 涂抹 1 次，一般48h 内乳头皲裂程度会有明显好转。如无好转，可给予康复新液外敷，即将 5 层3cm×3cm 无菌纱布浸透康复新液并贴敷于乳头皲裂部位，以乳罩托住纱布，每次治疗时间持续 1h，每天治疗 3 次，7d 为 1 个疗程。治疗 1 个疗程后乳头皲裂程度可得到显著改善。如出现三级、四级乳头皲裂，母乳喂养则十分疼痛，并且会给妈妈带来巨大的心理压力，不利于乳汁分泌及保证乳汁质量。建议坚持对症处理的同时，暂停母乳喂养，改为吸奶器或轻柔手法挤奶，以给予乳头充分的时间恢复。

剖宫产术后如何顺利进行哺乳？

知识点

★ 剖宫产术中使用的麻醉药物不会影响母乳。

★ 剖宫产术后母亲应早接触婴儿，早开奶，按需哺乳。

★ 各种哺乳姿势也适用于剖宫产术后。

★ 哺乳可以促进术后康复。

选择剖宫产的宝妈们，面对哺乳是不是也会有很多困惑？比如剖宫产术后如何促进乳汁分泌？何时进行哺乳？什么姿势比较适合？下面就由科普君来介绍剖宫产术后进行哺乳的注意事项吧。

（一）剖宫产术后如何促进乳汁分泌？

让宝宝与宝妈进行皮肤接触。以俯卧位趴于宝妈裸露的胸前，头放在宝妈两乳房之间，脸偏向一侧，伸展手臂和腿，背部及身后覆盖毯子，指导陪产人协助宝妈，用一只手托住宝宝的臀部，另一只手放于其背部，以保证安全。让母婴持续皮肤接触90min，其间不给予任何干扰。当观察到宝宝有觅食和吸吮动作，如动嘴巴、舔嘴唇等时，协助宝妈采用舒适姿势并开始哺乳。

（二）剖宫产术后应采取何种姿势哺乳？

宝宝出生后的3d内应针对不同时期采取不同的哺乳姿势进行哺乳。哺乳原则是按需哺乳，一般于产后半小时开始哺乳。术后8h内产妇可采取平卧式进行哺乳。这种哺乳姿势的好处是产妇不会因翻身导致脑脊液外渗而引起术后头痛，且不易堵住宝宝的鼻子，利于宝宝含接乳头。术后 8h 后，产妇可以翻身或坐起，宜采取侧卧式进行哺乳。这种哺乳姿势不容易牵拉腹部切口而引起切口疼痛，但在产妇疲劳和夜间喂奶时，由于母亲容易打瞌睡，采用这种哺乳姿势易导致乳房堵住婴儿口鼻而发生窒息意外，所以此时须有家属在旁协助。剖宫产术后疼痛主要有切口痛和宫缩痛，疼痛峰值在术后的 24h 内。因此可在 24h 后指导产妇改用环抱式进行哺乳，这种姿势可以减轻婴儿压迫腹部切口引起的疼痛。

三 什么时候应该添加和停止补充配方奶？

1. 添加配方奶的时间——乳汁不足时

在产妇泌乳初期，宝宝对两侧乳房进行充分吸吮后，仍然表现出十分饥饿的模样时，可适当添加配方奶，以防止宝宝因摄入奶量不足而出现低血糖、体重不增等。

2. 停止补充配方奶的时间——乳汁分泌充足时

婴儿吃奶后有满足感，24h 排尿次数大于 6 次，母亲感觉乳房被吸空了，这就代表乳汁分泌充足。当乳汁分泌足量时，应及时停止补充配方奶。

宝宝在新生儿科，宝妈如何让乳房保持泌乳状态？

知识点

★ 宝妈需要让乳房保持泌乳状态，这是后期实现哺乳的关键一步。

★ 学会使用吸奶器辅助泌乳，并了解注意事项。

★ 了解储存母乳的方法。

如果宝宝因为某些原因转到了新生儿科，宝妈们会不可避免地出现担心、焦虑情绪，而这些负面情绪往往会影响宝妈的睡眠及休息。科普君建议各位宝妈能够将注意力转移到自身的康复和保健上来，为宝宝出院后的母乳喂养做好准备。下面科普君就来为宝妈们详细介绍下如果宝宝在新生儿科，宝妈应该如何让乳房保持泌乳状态。

 一 如何让乳房保持泌乳状态？

（1）分娩后 1 ～ 2h 要进行开奶。可适当热敷、按摩乳房，这样能刺激乳房分泌乳汁。宝妈可用干净的温毛巾，避开乳头环形热敷两侧乳房，每侧各 3 ～ 5min，同时还可配合按摩。①环形按摩：双手置于乳房的上、下方，以环形方向按摩整个乳房。②指压式按：双手张开置于乳房两侧，由乳房向乳头挤压。③按摩后背：家属双手握拳，伸出拇指，由下而上在宝妈脊柱两侧用力点压、按摩、移动并兼做小圆周运动到颈部，再到肩胛骨。④螺旋形按摩：一手托住乳房，另一手示指和中指以螺旋形向乳头方向按摩。

（2）可使用电动吸奶器的按摩档或最小档进行吸乳，每天 8 ～ 12 次。双侧吸乳，每次每侧不超过 15min。凌晨 0 ～ 5 点之间至少保证 1 次吸乳。最长吸乳间隔不超过 5h。

（3）宝妈应当保证均衡的营养摄入，做到高蛋白低脂饮食，可多进食新鲜水果及蔬菜，适当补充水分。

（4）宝妈保持愉悦的心情和充分的休息是十分有必要的。家庭成员应支持、鼓励、理解，增强宝妈的信心，这是保证母乳喂养成功的关键。

宝宝在新生儿科的这段时间，宝妈们保证乳房有奶即可，即按压乳头，能分泌乳汁，乳房无肿胀、硬块。等宝宝回到母亲身边后，宝妈的乳汁量会随着宝宝所需的奶量自动调整的。

 二 母乳应该如何储存？

母乳的储存方法及条件见表 5。

表5　母乳的储存方法及条件

母乳的状态	储存环境	储存温度	储存时间
刚挤出的新鲜母乳	室温	27～32℃	3～4h
	室温	16～26℃	4～8h（最佳3～4h）
	保温包	15℃	24h
冷藏的母乳（储存在冰箱冷藏层的最里面，远离冰箱门）	冰箱（新鲜母乳）	0～4℃	3～8d（最佳72h）
	冰箱（解冻母乳）	0～4℃	24h
冷冻的母乳（储存在冰箱冷冻层的最里面，拿出后不可再次冷冻）	微冻室	有变化	2周
	单独的冷冻格	<－4℃	6个月
	深层冷冻格	－18℃	12个月（最佳6个月）

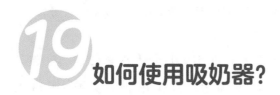

19 如何使用吸奶器？

知识点

★ 吸奶器的使用有很多讲究，新手妈妈需要提前预习。

★ 使用不当会造成乳头损伤。

反复涨奶、堵奶、乳腺炎……相信有很多宝妈在哺乳期会因为乳房的各种问题被折腾得苦不堪言。那么该不该使用吸奶器呢？什么时候用？怎么用？下面就让科普君来为大家答疑解惑吧！

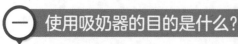 使用吸奶器的目的是什么？

（1）为了把多余的乳汁吸出来，避免乳汁囤积。

（2）模拟新生儿的吸吮，诱导泌乳，保持泌乳状态。

二 使用吸奶器的最佳条件是什么？

（1）大部分的乳腺管是通畅的，即轻揉乳房后挤压乳腺管有数个出奶孔。

（2）乳房有一定程度的发胀，无大量硬结。

（3）充分哺乳后仍然有多余乳汁需要排出。

三 使用吸奶器的误区有哪些？

（1）分娩后并非第一时间就要使用吸奶器。第一时间应让宝宝充分吸吮，这将有利于吸通乳腺管并形成泌乳反射。

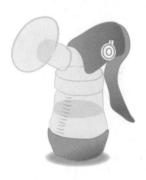

（2）按需哺乳，不需要使用吸奶器时尽量不用。

（3）使用吸奶器的最佳时间是在产后 3～5 个月，此时泌乳量最多，宝宝吃不完，宝妈可吸出乳汁并冰冻储存。

第三章

新生儿护理

XINSHENGER HULI

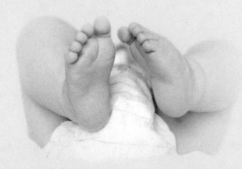

① 新生宝宝睡着了叫不醒，该如何应对？

知识点

★ 新生宝宝在出生后有一段深睡眠时期，有时长达 6～8h。

★ 注意辨别什么是正常的睡眠，什么是异常情况。

新手爸妈往往有这样的疑问，为什么刚出生的宝宝一直在睡觉，怎么拍都叫不醒，它不饿吗？会不会是低血糖？下面科普君就和大家一起聊聊宝宝的"瞌睡虫"问题。

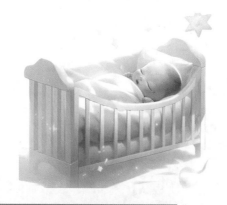

一 新生宝宝睡觉为什么叫不醒？

宝宝在出生后最初的 2h 是处于警觉状态的，可以进行频繁吸吮，第一次哺乳完成以后，会进入较长的深睡眠时期，此时期可长达 6～8h。这是由于宝宝在出生后需要进行自我功能的建立，即从通过脐血流获得氧气转变为通过自主呼吸获得氧气，从胎儿血液循环转变为自主循环。这个内在的变化过程，医学上称之为"心肺转换期"，也叫过渡期。所以在宝宝安静睡眠的外表下，体内正在经历着巨大的变化。

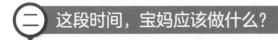

二 这段时间，宝妈应该做什么？

过渡期是新生宝宝需要经历的正常生理过程，90%的正常足月新生宝宝都会自然、安静地经历这一过程。新生宝宝入睡，宝妈也正好可以休息，恢复体力。

宝宝在这次睡醒之后，可能开启频繁吃奶，似乎怎么也吃不够。而此时，宝妈的乳汁还未大量分泌，宝宝少量多次吸吮乳汁，夜间坚持吸吮，可很好地顺应泌乳素的夜间分泌高峰，这对宝宝能够获得充足的奶量也是非常重要的。

三 这段时间需要关注宝宝的哪些动态？

（1）观察宝宝脸色有无异常，如异常的白、青紫或潮红出汗，当感觉宝宝呼吸费劲、有呻吟声时，请及时联系医务人员。

（2）新生宝宝要注意保暖，但避免覆盖过多，以免引起窒息。

（3）如果宝宝8h后仍未醒，请抱到妈妈身边，让它和妈妈进行皮肤接触，尝试唤醒宝宝进行哺乳。

宝宝的基本生理特点有哪些？

知识点

★ 在宝宝出生前，新手爸妈提前了解新生儿的护理知识是十分有必要的。

★ 宝宝具有其独特的生命体征，特别是心率、呼吸、精神状态。

★ 了解宝宝的排泄特点。

十月怀胎，一朝分娩，在妈妈肚子里待了这么久的小家伙终于出生了。宝妈宝爸看着这个娇嫩的小生命呱呱坠地，是不是既开心又着急？真怕一不小心就弄伤了它。下面科普君就来跟新手爸妈讲解一下新生儿的基本生理特点。

一 宝宝的体温

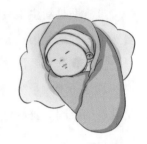

正常范围：36.5～37.5℃。

宝宝出生后，从一个温暖潮湿的环境进入另一个寒冷干燥的环境，加之其体温调节中枢发育得不够完善，不能对自身体温进行有效调节，因此需要对宝宝进行保暖。维持室温 22～24℃，湿度 50%～60%，从产房回病房需要保暖 6～8h，再根据情况增减衣物。

二 宝宝的心率及呼吸形态

宝宝正常的心率范围为 120～140 次 /min，呼吸频率为 40～60 次 /min，以腹式呼吸为主，如果有呼吸音重或呼吸不畅，或发出"哼哼"声、喘息声，需要联系医务人员做进一步处理。

三 宝宝的排泄情况

宝宝在出生后 24h 内首次排出的墨绿色黏性大便，称为胎便。初生后 3d 内的排便次数不定，颜色逐渐由墨绿色向黄绿色过渡。在第 4～5 天，多数母乳喂养的宝宝的胎便会排净，转为排稀糊状的金黄色母乳便。少数宝宝小便略偏砖红色，这是尿酸盐沉积导致的，一般不必特殊处理，只需增加喂奶量，过几天即可恢复正常。

四 了解宝宝异常的精神状态

如新生儿精神状态不佳，表现为昏昏欲睡、反应能力差、吃奶情况差、目光呆滞、两眼直视，应及时报告医生，遵医嘱进行处理。

③ 宝宝溢奶、吐奶、呛奶，该怎么办?

知识点

★ 正确区分吐奶和溢奶。

★ 呛奶后采取正确的处理方式是关键。

很多宝妈会遇到宝宝睡着的情况下突然吐一口奶，换尿不湿时也会吐奶，不禁怀疑宝宝是不是生病了。其实，吐奶是宝宝的一个非常常见的现象，所以遇到宝宝吐奶时，妈妈切记不要慌张。下面科普君就来讲解关于宝宝溢奶、吐奶、呛奶相关知识吧，帮助宝爸宝妈们冷静应对这些状况。

一 如何正确区分溢奶和吐奶?

1. 溢奶

溢奶是一种比较常见的正常生理现象。溢奶时可见奶液顺着嘴角流出，非喷射性，溢出的奶量不是特别多，宝宝精神状态很好。

2. 吐奶

量较多，可发生在喂奶后不久或半小时以后，吐奶前宝宝有张口伸脖、痛苦难受的表情。宝宝偶尔吐一次奶，但精神很好，可以继续观察；如连续吐奶，应检查是否有发热，并观察其大便情况及精神状况有无改变。

二 如何减少吐奶?

（1）少食多餐，以减少胃部所承受的压力。

（2）每次喂奶后进行拍嗝。让宝宝前倾趴于大人肩上，脊柱保持在一条直线上，上臂及头趴在大人肩膀上，头自然歪向一侧，空心掌轻拍宝宝背部，直到宝宝打嗝。拍嗝时要注意，不要让宝宝趴得过低，否则会让脊柱承受太多重量；也不要趴得太高，不要让宝宝的胃部顶在成人肩膀上了。

（3）喂奶时不要太急、太快，中间应暂停片刻，以便宝宝呼吸得更顺畅。

（4）奶瓶开孔要适中。

（5）喂奶完毕后，将宝宝上半身垫高一些，最好是右侧卧，这样胃中的食物不易流出。

（6）在喂奶之后，不要让宝宝有激动的情绪，也不要随意摇动或晃动宝宝。

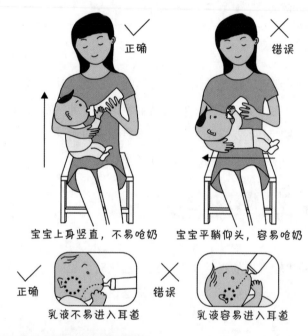

✓ 正确 ✗ 错误

宝宝上身竖直，不易呛奶　　宝宝平躺仰头，容易呛奶

✓ 正确　乳液不易进入耳道　　✗ 错误　乳液容易进入耳道

三　呛奶后该如何处理？

（1）迅速将宝宝的脸侧向一边，以免吐出物因重力而向后流入咽喉及气管中。将手帕或毛巾卷在手指上清理口腔，以保持呼吸道顺畅。

（2）若宝宝憋气不呼吸或脸色变暗，须立刻取头低臀高位进行急救，具体操作如下。

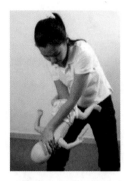

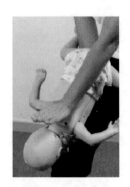

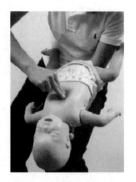

步骤 1：让宝宝趴在大人前臂，大人的大腿同时配合支撑宝宝，宝宝头部稍向下前倾

步骤 2：在宝宝背部两肩胛骨间拍 5 次，根据宝宝的大小决定力量的大小

步骤 3：将宝宝翻正，用示指及中指压胸 5 次，位置在胸骨下半段

在以上处理过程中，应同时呼救，让专业的儿科医师做进一步处理或检查才能完全放心！

养娃之路任重道远，这就需要各位宝爸宝妈多学习相关理论知识，科学育儿，这样才能更好地爱护宝宝哦！

宝宝鼻子堵住了，怎么办？

知识点

★ 学会正确判断鼻塞的原因，掌握处理的办法。

宝宝鼻子发出"呼哧呼哧"的声音，是不是感冒了？还是衣服穿少了？妈妈碰到宝宝出现这种情况就会很焦虑，怀疑是不是自己的问题导致宝宝生病了。其实不一定。导致宝宝鼻塞的原因有很多种，多数情况下症状都是比较轻的，采取简单的护理措施就可以缓解。下面科普君就来讲解一下宝宝鼻塞的相关知识。

一 宝宝鼻塞的原因有哪些？

（1）宝宝的鼻腔短小，鼻道较窄，几乎没有下鼻道，而鼻腔黏膜又有很多血管和淋巴管，所以在受到外界刺激后，鼻腔黏膜容易充血肿胀，让狭小的鼻腔变得更窄了，这样会让宝宝呼吸得很不顺畅。

（2）宝宝容易对冷空气过敏，早上或刚睡醒时鼻塞的现象会更明显一些。一旦遇到寒冷空气和含菌量较多的气流，都会直接刺激宝宝鼻咽部，使鼻咽部血管黏膜充血肿胀，鼻腔分泌物增多并结痂，使原来已经狭小的鼻腔变得更加狭窄，甚至闭塞。

（3）感冒、变应性鼻炎、鼻息肉、鼻中隔偏曲、鼻腔异物等也会造成婴儿鼻塞。

二 宝宝鼻塞了该如何处理？

（1）保持室内空气新鲜，湿度、温度适宜，做好保暖工作，如提高环境温度或添加衣物。

（2）由鼻腔分泌物造成的阻塞，如果鼻垢在鼻腔较深处，可轻轻挤压鼻翼，必要时先在鼻孔内滴 1～2 滴生理盐水或冷开水，将鼻垢湿润软化，再轻挤鼻翼，使鼻垢逐渐松脱，再用消毒婴儿棉签将鼻垢卷出来。

（3）将温热毛巾敷于鼻部可缓解鼻塞。动作要轻柔，注意毛巾的温度要适宜。

（4）给宝宝变换体位。左侧鼻塞时向右卧，右侧鼻塞时向左卧，平卧时可抬高床头 15°～30°。以上操作均可缓解鼻塞带来的不适。

（5）宝宝鼻塞时常哭闹不停，可将其竖直抱起，同时注意保护脊柱，既可减轻鼻塞，也可使其更容易入睡。

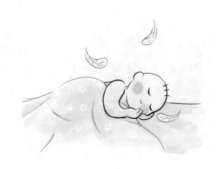

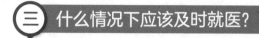

（1）如果鼻涕很多、颜色澄清，这时需要考虑是否为伤风感冒，应该及时就医。

（2）如果一侧鼻腔流出的鼻涕有臭味、带血丝，有可能是鼻腔内有异物，需要及时就医。

（3）鼻塞时间长，使用了一些办法均无效，应请耳鼻喉科医师会诊。

（4）鼻塞的程度逐渐加重，影响呼吸、进食等。

（5）鼻塞并伴有发热、精神状态差时应及时就医。

（6）出生时就鼻塞，需排除先天性鼻腔疾病。

多数情况下，宝宝鼻塞算不上什么大毛病，但若鼻塞时间过长、无法改善，甚至影响睡眠、进食及精神状态，则应引起重视，建议前往耳鼻喉科进行进一步的检查，及早诊断病因，及早治疗。

宝宝快半个月了，怎么脐带还没有脱落?

知识点

★ 宝宝的脐带一般在产后 7～15d 脱落，脱落时间受脐带粗细及后期护理的影响会有所不同。

★ 宝宝脐带护理的关键在于保持脐窝的干净及干燥。

★ 了解宝宝脐带护理的详细过程。

很多新手爸妈在看到宝宝的脐带残端时都会显得手足无措，其实脐带残端并没有那么可怕，轻轻牵起也不会弄疼宝宝。下面科普君就跟大家详细介绍护理脐带残端直到脱落的方法。

宝宝脐带何时会脱落？

一般情况下，宝宝的脐带在其出生后 7～15d 就会自然脱落，在脱落前，应每天用碘附对其进行消毒，保持脐带处的清洁与干燥。如果脐带超过半个月还没有脱落，就要及时去医院进行检查。

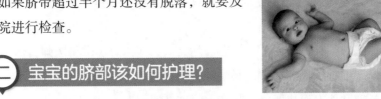

纸尿裤不超过肚脐位置，避免摩擦发生感染

 宝宝的脐部该如何护理？

（1）在给宝宝消毒脐带之前要将门窗关好，将室温调至 26～28℃，准备好一次性无菌干棉签及 0.5% 的碘附消毒液，修剪指甲，然后洗手。

（2）消毒脐带之前，先判断肚脐周围是否红肿，脐窝是否出血、渗液，有无异味。消毒时，蘸取 0.5% 碘附进行消毒，消毒顺序为脐窝、结扎处、脐带残端。按顺序依次消毒 2 次，2min 后用无菌干棉签将脐窝内的多余水分蘸干。

（3）消毒完毕之后，穿尿不湿时尽量不要遮盖肚脐，脐带脱落前要勤换尿不湿，避免肚脐粘上排泄物导致感染。一定要注意保持肚脐的干净和干燥。

（4）当脐带自然脱落后，如断面干燥、无红肿，或有痂面，无须处理。若脐带处仍然潮湿或有少量渗血，应继续消毒 2～3d，每天 1 次。保持脐窝干燥。

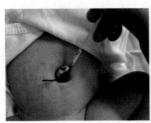 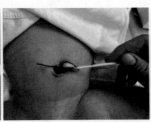 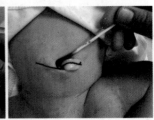

消毒脐带正确位置——脐窝处

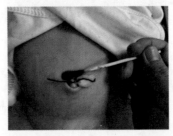

消毒脐带方法误区：仅消毒脐带周围皮肤

6 给宝宝穿衣如何做到既保暖又透气？

知识点

★ 了解宝宝皮肤的特点。

看着可爱的宝宝，初为父母的宝爸宝妈欣喜之余是否还有些手足无措呢？而宝宝的"冷暖不自知"就给新手爸妈出了一个难题，究竟应该如何给宝宝穿衣呢，下面就由科普君为大家介绍一下。

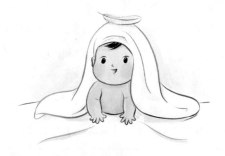

一 宝宝的皮肤有哪些特点？

较薄的皮肤角质层、真皮层和特殊的皮肤结构让宝宝的皮肤呈现"两强两易一差"的特点，即再生能力强、吸收能力强；体温易散失、体液易蒸发；抗碱能力差。

二 究竟应不应该给宝宝戴帽子、打襁褓？

给宝宝戴帽子有利于保暖。但戴上帽子后，如果体温太高，热量又不能及时散出，就很容易起热疹。

宝宝体表面积与体重的比值约是成人的 5 倍，加之其体温调节中枢发育尚不完善，如保暖不当极易造成体温下降。而宝宝的头部表面积约占全身体表面积的 1/5，因此，给宝宝戴帽子是必要的保暖措施。

打襁褓有利于宝宝保暖及其安全感的建立。但打襁褓也有其缺点：不利于宝宝皮肤散热，容易起热疹。

建议先判断宝宝穿衣是否适宜。可触摸其后颈，若后颈过凉、过热、有汗，就说明该增减衣物了。

三 到底应该如何给宝宝穿衣呢？

宝宝宜居的室温为 26～28℃。刚出生时，由于环境的改变及自身体温调节能力较弱，应该打襁褓保暖 6～8h，以避免体温过低。之后的穿衣原则是比成人多一件衣服，且戴上透气的棉布帽子。宝宝的床上应该垫一层中等厚度的包布，睡觉时再盖上被子，俗称"下铺上盖"，这样有利于保暖，也有利于散热。宝宝在室内时是不需要打襁褓的。这是因为这时宝宝的体温是有保障的，再者，宝宝在吃奶或者被抱时，会接触到成人，且吃奶时出汗较多，这种情况下再打襁褓会导致宝宝体温过高。但如果在室外，无法保障适宜的温度，又有冷风的刺激时，就应该给宝宝戴上棉布帽子并打上暖暖的襁褓。

洋葱式穿、脱衣法

（根据场合与温度，一层层地加衣或脱衣）

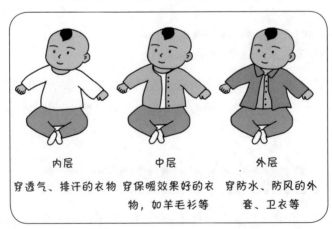

内层	中层	外层
穿透气、排汗的衣物	穿保暖效果好的衣物，如羊毛衫等	穿防水、防风的外套、卫衣等

为帮助各位新手爸妈尽快掌握给宝宝穿衣的秘籍，科普君即兴创作小诗一首，

方便大家理解和记忆。

> 新生宝宝特点多，两强两易和一差。
> 穿衣保暖又散热，帽子铺盖讲究多。
> 褓褛不是必需的，观察冷暖才重要。
> 宝宝长疹真心疼，不如早早掌握好。

如何判断宝宝的大便是否正常？

知识点

★ 了解宝宝特有的大便性状及颜色。

★ 了解大便与消化的关系。

★ 宝宝大便后洗屁股时要注意，不要让宝宝的屁股受到过多冷刺激，不要反复擦拭皮肤及肛门，不要还未擦干屁股就裹上尿不湿。

观察宝宝大便的情况可以了解宝宝的消化状况，这是调整宝宝饮食的重要依据。下面科普君就给大家介绍一下宝宝不同形态的大便提示着喂养方面的哪些问题。

一 宝宝有哪些特有的大便性状和颜色？

（1）胎便：墨绿或深绿色，黏稠，无臭。

（2）吃母乳的宝宝，大便呈金黄色，偶尔会微带绿色且较稀；或呈软膏样，均匀一致，带有酸味且没有泡沫。

（3）吃配方奶的宝宝，大便通常呈淡黄色或土黄色，比较干燥、粗糙，如硬膏样，常带有难闻的粪臭味，有时大便里还混有灰白色的奶瓣。

二 大便与消化有什么样的关系？

（1）大便呈黄色，便水分离，大便次数增多，提示新生儿消化不良，母乳中的糖分太多。

（2）大便多泡沫、酸味重，提示新生儿消化不良，妈妈应该限制糖的摄入量，适当控制淀粉的摄入量。

（3）大便呈绿色、黏液状，量少且次数多，属饥饿性腹泻，给予足量喂养后，大便就可以转为正常。

（4）大便溏薄，或为水样的黏液便，且脓性腥臭，提示肠道感染，需要带宝宝去医院就诊。

（5）无痛性血便或长期腹泻，大便伴随酸臭味，要考虑是否为食物过敏。

（6）大便呈灰白色，警惕胆道疾病。

（7）大便呈黄褐色稀水样，带有奶瓣，有刺鼻的臭鸡蛋味，提示可能为蛋白质消化不良。

（8）大便呈淡黄色、糊状，外观油润，内含较多奶瓣和脂肪小滴且漂在面上，大便量和次数都较多，提示可能为脂肪消化不良。

三 每次大便后都要洗屁股吗？

不用每次都进行水洗。如果擦洗过度，臀部皮肤反复受到水、物理摩擦等刺激，有可能导致皮肤屏障受损，引发红臀，甚至肛周脓肿。因此建议在洗屁股的时候避免频繁水洗，避免受到过冷或过热水温的刺激，不要反复擦拭皮肤及肛门，不要还未擦干屁股就裹上尿不湿。

8 宝宝看上去有点黄，要紧吗？

知识点

★ 黄疸分为生理性黄疸和病理性黄疸，生理性黄疸一般在出生后 2～3d 出现，14d 左右消退，无不良反应；病理性黄疸在出生 24h 内发生，伴有精神差、食欲差、嗜睡。

★ 从外形、症状及消退时间可判断黄疸的分类。

★ 摄入充足的奶量，保持大便通畅，提倡母乳喂养。

病理性黄疸除了会影响到宝宝的精神状况之外，还会影响到宝宝的身体健康，对宝宝的身体造成很大的伤害。不少新手爸妈由于对黄疸缺乏认识，可能会将病理性黄疸误认为生理性黄疸，这样的后果是十分可怕的。下面就由科普君来说说如何区分病理性黄疸与生理性黄疸，宝爸宝妈赶紧看过来！

一 如何区分生理性黄疸和病理性黄疸？

生理性黄疸多在出生后 2～3d 出现，4～6d 达到高峰，14d 左右消退。近年随着母乳喂养的普及，正常足月儿血清总胆红素峰值明显高于传统标准，可达 256～290μmol/L。对于早产儿，生理性黄疸的概念已没有价值，因为早产儿尤其是极低出生体重儿，即使血清总胆红素在足月儿的正常范围内也有可能发生胆红素脑病。如果黄疸在出生后 24h 内出现，黄疸程度超过生理性黄疸范围，每天血清总胆红素上升值超过 85μmol/L，黄疸消退时间延迟，结合胆红素增高，应视为病理性黄疸。生理性黄疸和病理性黄疸的比较见表 6。

表6　生理性黄疸和病理性黄疸的比较

分类	外形	症状	消退时间
生理性黄疸	皮肤呈浅黄色，眼白微带黄色，口腔黏膜微黄，手心、脚心不黄，一般4～5d黄疸程度达到高峰	体温正常，食欲好，精神佳，体重渐增，大便及尿色正常	14d 左右消失
病理性黄疸	出生后24h内皮肤就可以呈橙黄色，睡眠、精神不好，躁动，哭闹不止	精神及胃口差，嗜睡，大便颜色越来越白，尿色深	退而复现或进行性加重

 病理性黄疸有哪些临床特点？

病理性黄疸的临床特点是发生早，程度高，持续时间长。黄疸在出生后24h内即可出现。如果考虑为病理性黄疸，应根据临床表现和辅助检查由专科医生进行病因诊断。

 如何使生理性黄疸尽快消退？

（1）出生后宝宝要及时、按时进食，以保证有足够的奶量摄入。因为奶水中含有充足的水分，可以较好地避免脱水。保证体内水分充足可减轻生理性黄疸的程度，同时也有利于生理性黄疸的消退。

（2）要保证宝宝在刚出生的这段时间排便顺畅。这样可以使体内的胆红素经过肝脏循环后与粪便一同排出体外，从而在一定程度上减轻和预防黄疸。

（3）如果母乳充足应尽量以母乳喂养为主。因为母乳喂养也可预防新生儿生理性黄疸的发生。

（4）将宝宝的婴儿床放在阳光可以照射到的位置，通过照射阳光，宝宝体内的胆红素可以转化为可溶于水的物质通过排泄器官排出体外。注意：冬天保暖，夏天禁止暴晒，保护眼睛。

宝宝口腔内有白色的小点，要紧吗？

知识点

★ 宝宝口腔黏膜上颚中线两侧有散在的黄白色小颗粒，称上皮珠。

★ 上皮珠一般在 3 周内可自行消退，勿擦拭或用针挑，以防感染，无须治疗。

有些细心的宝妈可能会注意到宝宝的口腔内有些白色的小点，下面科普君就来介绍下这些白色小点为何物。

一 宝宝口腔内的白色小点是什么？

婴儿口腔黏膜上腭中线两侧会出现一些黄白色的小点，有时牙龈边缘也可见散在的淡黄色微隆起的米粒大小的颗粒或白色斑块，俗称"马牙"或"板牙"，医学上称之为上皮珠，系上皮细胞堆积和黏液腺潴留肿胀所致。上皮珠是一种正常的生理现象，并不是疾病，不会影响婴儿吃奶及其乳牙的发育。上皮珠在出生后的数周内会逐渐脱落，有的婴儿因营养不良，上皮珠不能及时脱落，但这也无大碍，无须医治。

二 如何区分上皮珠和鹅口疮？

鹅口疮是一种由真菌感染的儿童口腔疾病，多发生在口腔不清洁、营养不良的宝宝身上，表现为口腔黏膜表面形成白色斑膜。

鹅口疮多发生于颊黏膜，周围无炎症反应，有斑片状白膜附着，形似奶块。用棉签可轻轻剥去。剥去白色黏膜后，基底部充血明显。轻微感染时，白斑不易被发现，也没有明显的痛感，或仅在进食时有痛苦表情。严重时宝宝会因疼痛而烦躁不安、胃口不佳、啼哭、进食困难，有时伴有轻度发热。

如果发现宝宝口中有白点，大人可以用棉签轻轻地擦一擦，如果白点可以擦掉，留下充血明显的黏膜，那极有可能是患了鹅口疮，建议去医院做涂片检查。上皮珠与鹅口疮的区别见表7。

表7 上皮珠与鹅口疮的区别

名称	部位	原因	处理
上皮珠	多发生于上腭中线两侧或牙龈边缘	上皮细胞堆积所形成	无须特殊处理
鹅口疮	多发生于颊黏膜	真菌感染引起	注意个人的卫生，局部涂抹抗菌药

宝宝有眼屎，该如何处理？

知识点

★ 产生眼屎的原因：①眼睫毛的刺激；②鼻泪管发育不全；③体内有积热或发热；④结膜炎症。

★ 清理眼屎的方法：用 35 ~ 40℃的温水湿润小方巾，然后覆盖于宝宝眼皮上，保持 15s，再从内向外将分泌物清理干净。不要在眼睛周围重复擦拭。

宝宝的眼睛有时候会出现分泌物，这个时候新手爸妈应该怎么处理呢？是不管它还是拿纸擦掉？究竟怎么做才是科学正确的处理方法？下面，科普君就为大家介绍一下关于宝宝眼屎的知识。

一 哪些原因会导致宝宝产生眼屎？该如何处理？

1. 眼睫毛的刺激

刚出生两三个月的宝宝眼睫毛是向内生长的，由于眼球不停地受到摩擦与刺激，于是眼屎就产生了。平常只需要用温湿毛巾将其擦干净就可以了。大概到

1 岁，宝宝的睫毛自然向外生长，眼屎也就逐渐减少了。

2. 鼻泪管发育不全

宝宝的鼻泪管比较短，且开口部的瓣膜发育不全，这样会让眼泪无法顺利排出，导致眼屎累积。宝妈可以在清理眼屎的同时，用手在宝宝鼻梁处稍加按摩，帮助疏通鼻泪管。如长期出现眼屎，则需要就医处理，以免出现鼻泪管阻塞的情况。

3. 体内有积热或发热

刚出生的宝宝胃肠道处于发育阶段，消化功能尚未发育健全，过剩的营养物质难以消化会造成积食，容易导致上火。母乳喂养的宝宝，由于母乳中水分含量在 80% 以上，利于消化吸收，所以上火较少。配方奶喂养的宝宝，如果在冲调奶粉时操作不当，会导致宝宝水分摄入不足，蛋白质和钙的摄入增多，这将增加宝宝消化负担，从而引起上火。因此，配方奶喂养的宝宝需要额外补充一定量的水。

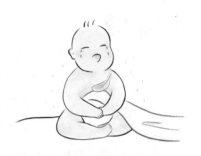

4. 结膜炎症

①手部卫生不到位：不卫生的手接触宝宝眼部区域会将病原体带到宝宝眼部。所以在日常对宝宝进行护理时要保持手部卫生，接触宝宝前后都要进行手部清洁。②产道细菌感染：无乳链球菌寄生于母体的生殖道。在生产过程中，其分泌物会侵入宝宝眼内从而引起感染。所以在宝宝出现不明原因的双眼红肿、黏稠脓性分泌物增多时，应及时就医。

二 宝宝的眼屎该如何清理？

步骤 1：将小方巾用温水（由开水放温）打湿，拧干，水温在 35～40℃比较适宜。

步骤 2：将小方巾柔软的一面轻轻地覆盖于宝宝的眼皮上，保持 15s。此过程主要是为了软化分泌物。

步骤 3：像做眼保健操那样，从内向外清理分泌物。避免在眼睛周围重复擦拭，以免增加细菌感染的机会。如一侧眼睛有眼屎而另一侧没有，在擦拭时应使用不同的小方巾，避免交叉感染。

11 宝宝有产瘤，该如何处理？

知识点

★ 产瘤是顺产时宝宝头皮受到压迫导致血管通透性改变及淋巴回流受阻引起的皮下水肿，多发生在头先露部位，出生时即可发现。

★ 一般情况下，宝宝出生2～3d后，产瘤即可逐渐被吸收，无须特殊治疗，且不会影响生长发育。但要注意观察产瘤大小的变化，以及宝宝的进食情况和精神状况。

★ 注意区分产瘤与头皮血肿。

千辛万苦分娩出来的宝宝，头是尖的，还肿个大包，让宝爸宝妈心疼不已。那么新手爸妈应该如何正确看待新生儿产瘤呢？下面科普君就来普及一下相关知识吧。

一 产瘤是什么？

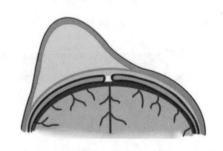

产瘤，又称头皮水肿，是由于顺产时宝宝头皮受到压迫，血管通透性改变及淋巴回流受阻引起的皮下水肿，多发生在头先露部位，出生时即可发现。表现为宝宝的头部变长，有时会偏向一侧。产瘤易出现在头部最先抵达妈妈会阴终点的地方，这是因为这里受到的压迫力度最大，持续时间最长。产瘤的边界是摸不清的，也不受骨缝限制，头皮看上去红肿、柔软，压之凹陷，无波动感。一般情况下，新生儿出生2～3d后，产瘤即可逐渐被吸收，无须特殊治疗，且不会影响生长发育。

二 宝宝有产瘤，宝爸宝妈应该注意些什么？

宝爸宝妈不需要做特别处理，也不要揉、按产瘤，尽量减少对产瘤部位的压迫，可使宝宝的头偏向健康的一侧睡觉。同时要注意观察产瘤大小的变化，观察宝宝的胃口、活动量、脸部表情是否正常。如有异常，请及时告知医生。

三 顺产后的头部肿块都是产瘤吗？

答案：不是的！

头皮血肿也是常见产伤之一，是胎头在下降过程中受到骨盆的挤压、摩擦，致骨膜下血管破裂，血液蓄积于颅骨与骨膜之间而引起的局部包块。它区别于产瘤的表现是触摸时有波动感，包块不超过骨缝，头部皮肤无改变。如出现头皮血肿，应立即由儿科医生进行处理。产瘤与头皮血肿的区别见表 8。

表8　产瘤与头皮血肿的区别

	部位	范围	出现时间	消退时间	局部特点
产瘤	先露部皮下组织	不受骨缝限制	娩出时存在	产后 2～3d	凹陷性水肿
头皮血肿	顶骨骨膜下	不超过骨缝	产后 2～3d 最大	3～8 周	触摸时有波动感